餓狂人

鍼の力

―知って得する東洋医学の知恵―

藤本蓮風 著

緑書房

目次

第7章　東洋医学の知恵に学ぶ

第8章　東洋医学の人間観を知る I

まえがき

本書は平成16年1月より、平成17年1月まで13回にわたって行われた「奈良朝日カルチャー公開講座」の講演内容をまとめたものである。

実際の講義の臨場感を伝えるため、敢えて、収録した「語り口調」をいかして構成している。

さて内容をご一読されるとお分かりのように、素人向けとはいえ、鍼灸・東洋医学の内容をかなり本格的に展開している。

健康に関するもの、鍼治療の実際、この医学の根本思想「太極陰陽論」、あるいは診断にかかわるもの、臓腑経絡学説、さらには東洋医学固有のものの見方・考え方から世辞に対してどうあるべきかについてのいささかの論考、また、東洋医学から見た人間観などを述べている。

一般大衆に向けて話をしているので、やや重複する内容となっている。うるさく思われる読者は省いて読んでほしい。

それにしても、一般大衆向けの本格的な鍼・東洋医学についての紹介の書物はほとんどなかったのではないだろうか。「何々の病に、何々のツボをあれこれいらう」というような、いわば枝葉末節なことを商品化したものが大方であったようだ。

そのような次第で、本書は素人が理解できるレベルになっている。よってこれからプロになろうとしている学生、または初学者のためにも役立つことと信じる。

今後も一般大衆向けに、形を変えた『鍼医学』について紹介の書を執筆するつもりなのでご期待ください。

最後になりましたが、北辰会の橋本実千代さん、また内弟子の諸君、そして村井和、藤原昭宏の各医師および佐々木恵雲医博にご助言をたまわった。さらには緑書房編集部の方たちの手厚い応援があったことを銘記しておきたい。

2009年（平成21年）4月23日

鍼狂人　藤本傳四郎　蓮風

本書は平成十六年一月～十七年一月まで13回にわたって行われた『奈良朝日カルチャー公開講座』の講演内容をまとめたものである。

引用文献名は欄外に書籍名を示した。

第1章
自分の健康を自分で知ろう

1．東洋医学の基礎

(1) 東洋医学の考え方の原理は「証」の診断である

本講座の基本姿勢は、「具体的な内容に基づきながらも、東洋医学の考え方の『原理』を探る」ということです。

腰が痛くなったらどこそこのツボを揉めとかという枝葉末節の話ではなく、病の原因は何であり、病のメカニズムはどうなのかという原理的なもの、東洋医学の根幹的な話をしたいというのが私の意向であります。何々の病にはどこそこのツボをいじるとか、またそれに相応ずるような薬を飲むというような話ではありません。

病名を設定して治療薬を処方したり、病名決定によって治療するというのは、実は西洋医学の考え方なのです。東洋医学の場合は病名診断でなく、「証」の診断のことをいうんです。

たとえば、喘息の発作というのがありますね。息苦しいですね、喘息の発作。西洋医学というのは、喘息についてとりあえず気管支狭窄という診断をするので、気管支を広げてそこにたまった痰をとるということになります。

ところが東洋医学の場合は、一番目に初期の風邪によって起こった喘息。それから二番目に精神的緊張によるもの。三番目に食べすぎです。実際に食べすぎて起こす喘息があるんです。食べすぎで起こしたら、食事を減らせば済むという簡単なことなんですね。だから手当てもなんにもない。四番目に体全体が衰弱してきて喘息を引き起こすもの。このように分かれるわけです。

ですから、手当てがその人の体の状態によって変わる。同じ喘息でもちがう。西洋医学のように気管を開いて痰をとるというような発想じゃない。なんでそういう喘息の発作が起こるのか。「食べすぎか？　精神的緊張か？　風邪引きで起こっているのか？　全身的衰弱なのか？」これらをちゃんと見立てて、鍼やお灸をしたり漢方薬を処方する。だから発作が収まる。このように考えていくと西洋医学とはずいぶんちがうということがわかります。

(2)「証」の構成

そこで「証」の診断です。「証」とは何か？　なかなかむずかしい問題ですが、一言でいえば、病について東洋医学的な理解をするというものです。

「証」はどのような構成によってできているのか。それは、身体を構成するところの「気」の歪みです。この「気の歪み」はどこにあるのか、何が原因で起こっているのか、そういうことを分析してつかまえるのが「証」なんです。その大雑把なものが陰陽です。

「表裏」、オモテ・ウラと書きますが、東洋医学では「オモテ・ウラ」とは読まないで「ヒョウリ」

と読むんです。次に「虚実」、虚か実か。その次に「寒熱」、体が冷えているか、熱があるのか。

西洋医学の熱は、体温計で計った体温がそのまま熱ということになりますが、東洋医学ではたとえ熱が40℃あっても、熱ではなく冷えと診る場合があります。だから温めて治すと熱が下がるんですよ。今までの常識とはちがいます。これが東洋医学の考え方なんです。これから西洋医学とはちがうことを少しずつ話していきます。

①表裏

「証」の構成に、病の「表裏」、要するに病が浅いところにあるのか、深いところにあるのか、ということを調べる概念があります。その場合、表というのは病が上にあるから、脈をとると脈が浮いとる。おもしろいですね、脈が浮いとるか、沈んどるかで、病が浅いところにあるか深いところにあるかということを診るんです。自分の脈を触ってみてください。「脈診30年」といわれるくらいだから、そう簡単にはできないですけどね。できればプロですが、そうはいかない。けれども考え方としては病が浅いか深いかというのは、脈診が重要な意味をもつ。

インフルエンザやSARSなどの感染症にしても、東洋医学の考え方からすれば最初は浅いところに入ってきます。そして突然深いところに入っていきます。新型インフルエンザとかいっていますが、「表裏」という概念からすれば、最初は浅いところに入り、急激に深いところに入る病なんです。それさえわかれば同じインフルエンザでも、軽いか重いかの診断がつきます。

しかし、最近はきついケースもありますね。私も数人の熱のきつい患者さんを診てきましたけれども、なかなか発汗しない。浅い場合は汗をかかせるだけで、深くて熱のある病は攻下、下す、下痢させるだけなんです。まあ、それだけではないですが、とりあえず、浅い病気か深い病気か、その概念が「表裏」という概念なんです。したがって治療法も変わっていきます。

②虚実

次に「虚実」です。「虚実」というのは、病の趨勢《すうせい》、勢いです。なかなかむずかしいけれど、要するに戦争を考えてください。戦争には二通りある。勝ち戦と負け戦。勝ち戦の場合を「実」といいます。私はよく、こういう図(図1)を書くんですよ。

健康人が徐々に病気になると、「正気《せいき》」、病に抵抗する力、これを「正気」といいます。そして、病が身体に入った場合、これを「邪気《じゃき》」といいます。こうしてみると病気というのは「正気」と「邪気」の競合です、戦いなんですね。だから、「正気」がいっぱいあるAからBまでは勝ち戦、これを「実」という。BからCは、「邪気」がいっぱいあって「正気」が負けています。これを負け戦、「虚」という。ほら、病の勢い、趨勢というのを「虚実」という概念でつかまえていることがおわかりでしょう。これも脈を診ると、脈の力があるかないか、すぐにはわかりません。そう簡単にはできないけれど、一応そういう形でつかまえることができるのです。それは舌にも表れます。とりあえず、虚実というのは戦争でいったら、勝ち戦と負け戦です。その診断を「虚実」というんですね。

以上で二つのことがわかりましたね。病が深いか浅いかの「表裏」という概念と、病の趨勢としての勝ち戦か負け戦かという「虚実」の概念が決まるんだと。これで皆さん半分以上わかったんです。東洋医学とはこういうものなんです。しかし、これを実践に移そうと思ったら、相当勉強して体験しないと思うようにはいきません。

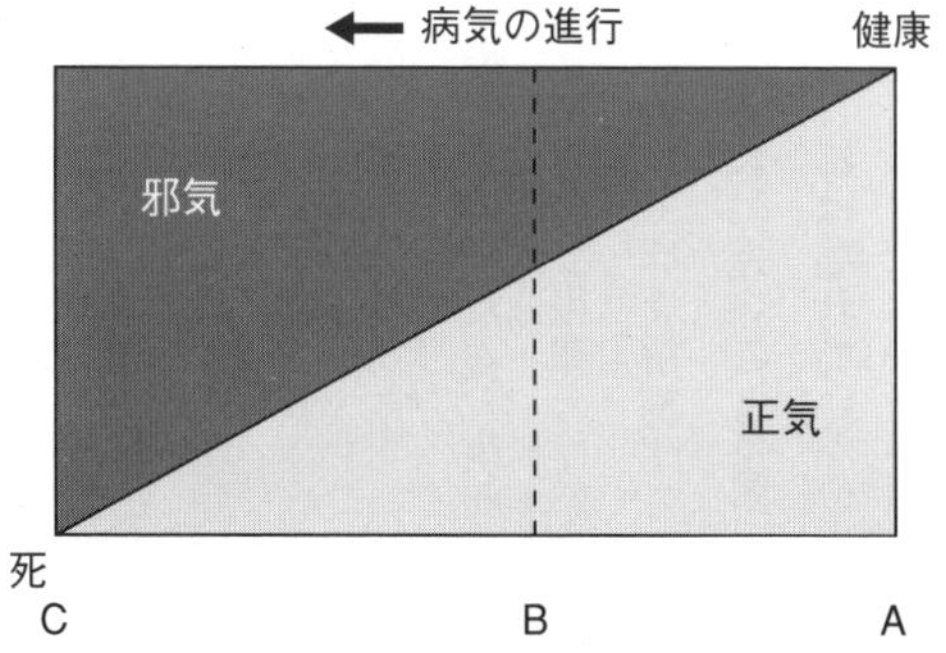

図１　健康な状態から死亡にいたるまでの「正気」と「邪気」の競合の図

「表裏」、「虚実」、さらに「寒熱」というのがあります。寒熱というのは病の性質です。冷えの病と熱の病があるという発想です。40℃の熱があっても、「冷え」と診て温めて治す場合があります。また、体温計では低いんだけれども、この場合「熱」と診る場合がある。今度は冷やして治すんです。おもしろいですね。体温計はそういう意味では関係ない。

だからよく患者さんが言うんです、「40℃の熱があってえらいことですわ」と。40℃あっても簡単に汗をかいて治る場合があるし、熱はないけどだんだん衰弱してやがて亡くなってしまう、そういう例がたくさんある。かえって後者のほうが重いんです。

要するに熱がでているのは「邪気」に抵抗しているということなんです。「正気」と「邪気」が激しく戦うから熱がでる。だから熱はいちいち気にしないのが東洋医学のやり方なんです。その熱というのは、先程もお話ししましたが、体温計で計った西洋医学的な熱のことなんです。

病が浅いか深いか(表裏)、勝ち戦か負け戦か(虚実)、病の性質が冷えか熱か(寒熱)、さらに陰陽をつけて「八綱陰陽」と私たち専門家は呼んでいる。これで大雑把に病がどういうものかとつかまえてしまう。これは急性の病であろうが、慢性の病であろうが同じなんです。

証の構成には病の表裏、病の趨勢、病の性質などの陰陽や、東洋医学固有の臓腑経絡で診る独特な生体観があります。西洋医学の基本は解剖学にあります。なぜならば西洋医学というのは、そういう物質、ものにおける働きを重視して、私たちの身体を「もの」としてみます。解剖でどういう構造をしているか研究するのはそのためなんです。ところが東洋医学はそういう診方をしない。身体の外から診てわかるというんです。

わかりやすくいったら、生卵とゆで卵のちがいです。西洋医学は生卵をゆで卵にし、それを遺体解剖することによって生卵のなかの仕組みを理解をする。生きたまま切るわけにはいきません。遺体解剖というのはゆで卵を解剖するということなんですよ。そこから生卵はこうだろうと発想するわけです。最近、それに近いことをやりだしたのはＣＴやＭＲＩ、そういう方法があるんだけれども、それにしても実質には触れていないんですよ。

それに対して東洋医学は臓腑経絡という考え方で身体を診ていきます。臓腑経絡については第6章で詳しく述べます。

このように証の構成というのは、陰陽や臓腑経絡から成り立ちます。

それを一言でいえば、「気の歪み」ということができます。「気の歪み」をどう表現するか、これが診断であります。

(3) 東洋医学と西洋医学の基本的なちがい

そこで東洋医学と西洋医学の基本的なちがいをみていきたいと思います。当然のことながら、こっちが上でこっちが下だという優劣をつけるような発想をしてはいけません。東洋医学はこういう診方をする、西洋医学はこういう診方をするんだということをまず頭に入れてください。言ってみれば両者の医療文化のちがいなんですね。

東洋医学というのは、「身体とは分割できない有機的で調和のとれた全体」である。「気」の説明は後からやりますが、とりあえず「気」という「整体観(整った全体という見方)」によって成り立つ、バラバラでものをみない。これを「生気論(生命は一つのまとまった全体であり、バラバラにはできないという生命観)」といいます。

「生気論」に対し、メカニックな「機械論」があります。機械論はまったく西洋医学そのものですね。私たちの身体はどういう細胞、組織で成り立っているか、この全体が私たちの身体。東洋医学の場合、「気」という一つの全体で分けることができない。このちがいがあるためによく東洋医学と西洋医学が誤解されるわけです。

たとえば、私たち東洋医学で肝の臓はどこですかといった場合、西洋医学でいうところのレバー(肝臓)とはちがいます。二番目に病は全身の歪みに注目する。三番目に治療は全身の歪みを調整するところにある。それに対し西洋医学では、まず身体とは部分〈組織・細胞〉の集合とみる。そして病とは局部〈細胞・組織〉、内臓の異変に注目します。最終的に治療は局部の異変を正常に戻すことなんですね。

こういう考え方があるために最初に取り上げたように、喘息の発作一つにしてもとらえ方がまったく変わってくるわけです。西洋医学の場合はですね、気管支が細くなって痙攣している。そして痰が詰まっておるから、それをひらけばいいという発想なんです。東洋医学の場合は呼吸困難が起こる理由は、先程お話したように4つありましたね。だから、その理由に合わせていろいろな治療法を考えていく、ということなんです。

(4) 東洋医学とは何か

次に「東洋医学とは何か」ということですが、よく民間医療と混同されることがあります。私は民間医療が低劣で、東洋医学が上だということをさらさら申しません。民間医療のなかにも大変すばらしいものがあります。ただちがいをはっきり知っておきましょう。そのちがいは民間医療には学問の体系がない。事実の羅列であるということ。「このミミズを飲めば熱が下がりまっせ」というだけのことですね。ミミズは漢方では「地竜《ぢりゅう》」といって使っています。民間で使う薬も漢方のなかに入っていきます。

それではどこがちがうのか？「熱さましにはミミズ」という発想ですが、中国医学の場合では、まず証診断をやって、それに合わせてミミズを配合するかしないかを決めるということなんです。だから民間医療と東洋医学のちがいというのは、学問体系があるかないかということで、このことは非常に重要なことです。だからこそ、民間医療と東洋医学をいっしょくたにされるのは困るというのが私の考えです。

また、東洋医学に興味をもつ西洋医学のドクターが中心になってやっている「日本東洋医学会」というのがありますが、そこで使われている概念は〝ORIENTAL MEDICINE〟というんです。私はこれには異論があるんですよ。というのは、オリエントというのは御存知のように中近東地域も全部含まれるんですね。私たちが東洋医学というのは中国医学が中心なわけです。そうなってくると「古代中国医学」、あるいは「中国伝統医学」という風な概念で呼ぶべきであろう、あるいは「東アジア伝統医学」というべきだと思っております。

また日本では「漢方医学」という概念がありますよね。漢方はいいとか、悪いとか。よく小柴胡湯を飲むと間質性肺炎になるというようなこともいわれますが、なるほど小柴胡湯は東洋医学の薬ですが、使う概念がちがうんですよ。そういう人たちは肝臓病に小柴胡湯が効くというが間質性肺炎が起こるからあれは副作用を起こすという。

東洋医学は先程からいうように身体全体を一つの「気」とみる。「気」という分割できない一つの全体とみて、その歪みを追及する。すなわち「証」の診断をやって、小柴胡湯を使えばそういう副作用はないんです。あの人たちは「使い方を誤った」だけのことなんです。だから小柴胡湯が悪いわけじゃありません。使う側の問題なんです。おわかりでしょうか？

そこで、漢方医学ということなんですけれども、これは古代中国の漢の時代に主に発達したから漢方医学だといわれています。だけどよく考えてみると、中国の漢の時代というのは、ほんのわずかな時代なんですよ。日本でいうと平安医学とか鎌倉医学というようなものであって、こういう呼び方は当たらないというのが私の考えなんです。

だから「中国伝統医学系日本医学」と呼称するのがよいか？　しかしこれでは長すぎます。というわけで「東洋医学」と呼んでおこうということなんです。

その東洋医学にはどのような医療があるかというと、煎じ薬で消化器系を通じて身体のバランスをとる「湯液療法」。呼吸を整えゆっくり運動し、心身の安定をはかる「気功療法」。太極拳なんかも気功療法の一つです。それから身体を他動的に動かし、気血の循環をよくする「按摩療法」。それから、命の根本ともいえる気に直接働きかける「鍼灸療法」というのがあります。この4つが東洋医学としてあるわけです。でも、いずれもこれらは「気の医学」から成り立つものです。

(5)「気」とは何か

次に「気」とは何か？　いよいよ本題に入っていきますが、「気」という概念は、古代中国で「生気学説」とか「元気学説」とかいわれて、中国漢代で完成された概念です。で、「気とは何か」というと、「気とは雲気なり」、雲のようでつかまえられそうでつかまえられない、もやもやしたというような概念です。漢時代の『説文解字』[※1]という漢漢辞典にそう記されております。

日本の和歌にいいのがありますね。

秋来ぬと　目にさやかに見えねども　風のほとにぞ　おどろかれぬる[※2]

目には見えんけども何かあるなという東洋的発想ですね。中医学ではそういうもやもやしたものを、世の中の実在だと考えております。

だから世間ではよくいいますよね、「病は気から」。この病の気とは心の「気」のことをいっているわけです。身体を支配する「気」が歪む、これを「病気」というんです。「病気」というのは精神だけを強調するのではなく、肉体も一切そうです。だから万物万象は「気」から成り立つ。私たちの心も身体も魂も「気」から成り立つ。今あなた方は「気」です。この机も「気」です。私も「気」です。

（※1）『説文解字（せつもんかいじ）』後漢時代の儒学者、許慎（58？～147年？）の作

（※2）『古今和歌集』藤原敏行朝臣

それが一つの「気」から成り立つという考え方です。これを「気一元」といいます。

　このように私たちの身体も「気」から成り立っているんです。で、全身的な「気」を養い育て流れるルートがある。これを「経絡」というんです。全身をくまなく流れる「気」のルートなんです。「気」のネットワークともいえます。これによって私たちの体が守られ、営んでいるわけなんですね。だから必要な場合に、そこに鍼やお灸をすると病気が治る。東洋医学はまさしく「気」の医学なんです。

⑹ 東洋医学の歴史

　東洋医学の歴史は、これだけで膨大な学問になりますが、ごくごく大雑把にいいますと、２５００～３０００年前に発祥した、『黄帝内経[※3]（素問・霊枢）』が東洋医学の原理となっております。いまだに私たちはこの経典を読んで、病気をどうやって治すか、ＳＡＲＳが流行ってきたらどうしたらいいか、インフルエンザにはどういう治療法がいいのか、どういう養生が大事かとやっておるわけです。これは２５００年前の本です。すごいですね。よく「故きを尋ねて新しきを知る」と故事にもあります。最近、日本では横文字ばっかでしょ。縦文字がよーわからんとか、でもこの縦文字文化というのがものすごく大事なんですよ。『黄帝内経（素問・霊枢）』はいずれも古代中国漢文で書かれた経典です。そこから鍼灸がでてくるわけです。『霊枢』は最もよい鍼の経典なんです。『素問』というのは鍼のことを述べておりますが、養生法とか中医学の原理を事細やかに展開しています。

　そして１７００年前、日本でいうと弥生時代の頃なんですが、弥生時代にすごい本が現れています。後漢の時代に張仲景[※4]という人が書いた『傷寒論』です。この人は東洋医学の神様ですな。10年以上前のことですが、この人のお墓参りに行ったんですよ。はるばる上海から2日半、向こうの特急に乗っ

（※3）黄帝内経（こうていだいけい）王冰の編纂した中国最古の医学書

（※4）張仲景（１５０?～２１９?年）中国。後漢時代。医師

て揺られてやっと着いた。向こうでは南陽《なんやん》、なんか関西弁に似ています。ここに彼のお墓があるんです。3000坪くらいの大きなお墓です。歴代の学者の彫刻が陳列されている。そして世界中から来た医学者がそこに名前を書いていて、蓮風さんの名前もそこに記帳してきました。下手な字であれが末代まで残ると思うとぞーっといたしますけどね。

そういうわけで張仲景という東洋医学の神様が1700年前に現れます。この人の『傷寒論』によって東洋医学の診断治療の基本が確立されました。八綱陰陽を確立して、病を分析する方法を編みだした。だから彼は神様だといわれるんです。

そこで弁証論治、東洋医学的な病の分析を通じて治療法を考える。漢文的にいうと「証を弁じて、治を論ずる」ということになります。西洋医学はいろいろな機械や血液検査でどの組織がどのようにやられているかを追求するのに対して、東洋医学は気の歪み、陰陽や臓腑経絡の気の歪みを追求する。それは「証を弁じて、治を論ずる」、これを弁証論治といいます。

それ以降明清の時代まで大きく発展し、近代中国によって、中医学として現代風に伝統医療として集大成される。以前、SARSとかなんとかいって騒いでいましたね。ああいう熱病の治療は明・清の時代に確立されているんです。西洋医学が世界を覆っているため、中国の医学はあまり紹介されないけど、中国の国内では漢方薬でSARSをどんどん治しているんですね。西洋医学がはばをきかしている日本ではあまり報道されませんけどね。

だけど、事実、明・清の時代にそのような急性の伝染性の熱病を治す術を考えだしたんです。すごいよね、中国という国は。現実に煎じ薬と鍼灸で治しているんですから…、伝統医学として現代風に集大成されたのは、ご存知のようになんだかんだいっても毛沢東主義できている現代中国では、当然マルクス・レーニン主義の唯物論に基づいた理論で固めているわけですね。そういう点で現代風といっているのですが、私たちが古典でやる場合、この考え方には一部異論があります。

というのは、毛沢東主義とかマルクス・レーニン主義みたいな唯物論だけでは説明できないことがたくさんあるわけなんです。だけど現代風にわかりやすいから、中医学として使われており、私たちも使っているんです。ただし本格的内容となるならば、やっぱ古典を読まないといけません。現代風だけではダメなんですわ。ただ学問としてね、装い新たにでてきて、一般化されやすいということはあると思います。

古代中国に発達した中医学は、6世紀に仏教とともに百済・朝鮮から日本へ伝来したといわれています。538年ですね。以後、日本人の体質、習慣、飲食などにあわせて展開する。中国の鍼がいいからといって、日本人が行ってやってもらっても耐えられへんですわ。太い鍼でブツブツと刺しますから。日本の鍼は細い。6世紀から伝わって「日本化」した鍼をやっていますからね。日本人の体質、習慣に合わせた医療となっています。だから中国伝統医学なんだけれども、「中国伝統系日本医学」と呼称するのは、それ故であります。

明治時代までこの医学は、わが国の正統な医学として国民大衆の医療に貢献します。昔は漢方や鍼灸が中心です。ほとんどそれで治してきた。それが明治16年の帝国議会で、西洋医学のみが正統医学として決定された。これは大変なことだね。なんでそんな風になったかというと、明治政府の富国強兵政策のためで、ご存知のように明治政府はずっと鎖国していたために西洋の列強より経済的、政治的に弱かったわけですね。それを取り戻すために国を富まして軍隊を強くするという富国強兵策をうってでていきます。そうなってくると軍人医学が志向されます。同時に整形医学が発達してくるわけです。整形医学はもともと軍人医学です。骨折や負傷した兵隊さんを治すんですね。また兵隊さんがたくさんいるから伝染病にかからんように予防薬を処方する。そうなると漢方みたいに、いちいち舌を診たり、脈を診たり、2時間かけて問診やっとられん。てっとり早いのは西洋医学ですよ。それ故に正統医学は西洋医学だ、ということになりました。

現代では、世界の医学は西洋医学一辺倒ではダメだと、西洋医学に携わる人たちがいいだしてきています。西洋医学に基づいた治療だけでは治せないものがあるから、民間医療などで治せるということであれば、なんでも使おうという傾向になっております。代替医療とか統合医療が志向されてきているわけです。

2. 東洋医学が考える健康

健康とは何か？　これから健康についてお話します。空前の健康ブームですね。「健康だ、健康だ」という健康オタクは健康でないという話です。「健康になろう、健康になろう」って、これ病的ですな。これはすでに病気、健康オタクという病気なんです。わかります？　だからね、本当の健康というのは、無意識のままだ。「蓮風先生元気だな、今日も大きな声でしゃべるな」というのが健康なんですよ。私は何も健康オタクみたいなことはやっとらん。せいぜいやっとるのは、馬術ぐらいのもんですよ。

健康誌とか、テレビでいろいろなことをやっとる。そのなかにまじめなものもあるけども、不まじめなものもある。本質に触れない〝うたい文句〟だけに乗っかった商売があったりする。健康食品にも同じことがいえるかもしれんですな。西洋医学のなかには、薬じゃないからいいっていう人もいるでしょ。それで悪化してしまうアトピーを私はたくさん診ております。そういうことが現実にあるんですよね、これさえやっとけばいいとか。宗教にもあったりしますよ。この神さんさえ信じれば全部いけるよ、とかいうのはちょっと問題じゃないかと思うんですよ。何かにすがればすべての病気にかからないということはありませんよね。

これらがなぜまちがっているかということを、これから一つずつあばいていきます。

(1) 健康の位置づけ――健康なときに予防を考える。病気にかかってから治すのは医療の第一義ではない

「故聖人不治已病、治未病、不治已乱、治未乱、此之謂也、夫病已成而後薬之、乱已成而後治之、譬猶渇而穿井、闘而鋳錐、不亦晩乎」[※4]

聖人というのは、偉いお医者さんと考えてください。もともと偉いお医者というのは、病気になったのを治すことを医療の第一義にしませんよ、ということなんです。病にいたらない前の段階のものを本格的に医療の対象にするんだ、という考え方なんです。すごいですね。皆さんは常日頃健康ということを意識しておられるわけですけども、健康はすでに治療の対象なんです。なぜならば、大きな病気をしないために萌芽を打つ、病気の芽生えをたたけばいいんです。そういうことが東洋医学にある。だから健康の位置づけは大したもんですよ。

病になってからの薬や鍼というのは、戦争でいうと、戦争が起こってから戦争を終結させるということによく似ている。口が渇いたから井戸を掘るという、そういう発想なんだ。戦争が始まってから、

(※4)『素問・四気調神大論』

戦争に使う武器をつくるというのはいかにも遅いことではないか。だから、「病気になるなよ」ということが大事なんだ。健康なうちに、身体について自分をよく知って、ちゃんと診てもらえる先生にかかって予防をしないといけません。

未病を治す、これを「未病治」といいます。今いうところの予防医学なんだね。病気になってから治すなんて遅い。病気にならんうちに治す。そうすると大きな病気にならん。賢い考えですね。病気を治すなんていっていない。「病気になるなよ」といっていることに注目してください。

(2) 正しい認識(きちんとした考え)をもつことが健康への第一歩

「拘於鬼神者[※5]、不可与言至徳、悪於鍼石者、不可与言至巧」

鬼神というのは迷信だな。健康について考えるにあたって迷信は絶対いかん、と『素問』でいっている。2500年前の医学専門書がいっているんです。鍼を嫌がる人がおるけれども、これは医療の本質からはずれていますよ、といっておる。だから、この時代から鍼灸は本格的に病を治す手段であったわけです。要するに、迷信を信じるようでは医学も健康もない。よく覚えてくださいよ。何々のお札を貼れば病気が治るといってはならん。東洋医学は古い医学だけども、そういう意味で科学的です。そういう怪しげなものは廃します。本当の医学を避けるようではダメ。だからそういうことからいうと、これさえやれば病気にかからない、これも一つの迷信だ。現代風の迷信です。

(※5)『素問・五蔵別論』

(3) 人は自然のなかに生まれ、自然とともに自然に生きている

何か自分はパッと生まれてきたように思うけれども、実は大自然から生まれてきたんだ、という考えです。そして自然と人間ということで相対的に独立しておるけれども、やはり自然とともに私たちの身体は自然に生きているんだ。これは大事なんですよ。患者さんの脈を診ていきますよね。今日は浮いて妙に濡れたような脈を打つ。「あっ、間もなく雨が降るな」ということがわかったりする。あらゆる患者さんに自然が影響している、体に表れている。おもしろいですね。

春、夏、秋、冬という季節がありますよね。人間の身体にも四季があるんですよ。だから春には春の脈、これを弦脈といいます。ギターの弦をはじいたときにビーン、ビーンとするでしょ。ああいう脈を弦脈という。夏の脈は洪脈といい、あふれるような脈を打つ。人間の体も春、夏、秋、冬と変化しているわけです。だから変化しない身体はむしろ健康ではないんです。東洋医学は興味深いことをいいますね。

自然に四季があり、身体にも四季がある。これは自然のなかから生まれ、相対的に独立しているけれども、自然とともに生きている人間こそ、人間とみなければダメなんですよ。だからすばらしいこの地球を破壊してはいけないという発想をここからもたなくてはならん。そうでなければ自分に舞い戻ってくるから。天に向かってつばを吐く、という言葉があります。自然のなかに自然に生かされておるわけですから、自然を侵してはならんのですよ。でなければ私たちの内なる自然を壊すことになる、という考え方です。

『素問・四気調神大論』では四季の移ろいにしたがって養生生活することを力説している。四季によって生き方が断然変わるんですよ。たとえば春夏というのは陽気が盛んになってきますね。一陽来復で

冬が過ぎて春が来る、そのときは髪の毛結うのも（私はチョンマゲを結っておりますが…）ゆったり結いなさい。きつくやってはならん。衣服もゆったり着なさい。そして心は常に外を向かって、ウキウキと外へ出て行くような気持ちでおらねばならん、といっております。

それから秋冬には植物は落葉する。動物は穴にこもって冬眠する。それと同じように人間も冬場は温かくして、外に出てウロウロしてはいかん。春夏は陽で活動的でいいけど、冬は陰で活動的であってはならんと教えてくれておる。これは現代にとって大変だね。

まあ、その通りまっすぐにはいかないけども、少なくともそのような意識があると、陰陽の調和、これは後ほどお話ししますが、東洋医学に陰陽哲学というものがあって、陰陽のバランスをとることによって健康を維持すると考えておるから、いつも春夏の調子ではいけないのです。私もこれだけ興奮して話しておるけれども、やがて静かにだまって寝ることもあるわけです。これが陰陽のバランスなんです。

養生とは健康を増進し病気にかからぬようにすること、病気を治すための注意である。前者を養生法といいますね。私の診療所に来られた患者さんに「あんたの病気はこうこうだから、こういうことに気をつけましょう」と、必ずいいます。それはその人の体に合わせて、どういう生活、節制が大事かをいいます。よく食べすぎて喘息を引き起こす方がいますが、そんなとき私は「世界には飢えて死ぬ人がおるんだからね、食べすぎて病気になるなんてけしからん」とよくいいます。

自然に四季の移ろいがあるように、人にも心身の四季の移ろいがある。それは同時に朝、昼、夕方、夜にも一日の四季がある。よくおるでしょ、朝から起きてボーっとしている人が。ダラダラとボーっとするからお昼まで寝て、昼から夜中まで起きてという人が。これは自然に逆らったリズムなんですね。そういうやり方というのは、四季の陰陽の流れに逆らうのと同じことなんです。そのほか、食べ物の時期とか、休養の時期とか、いろいろあるんです。

以上のことをまとめると、「**自然をよく観察し、自然のリズムに適応しているかをよく考える必要がある**」ということなんです。

(4) 健康には精神の安定が極めて大事

「恬惔虚無、真気従之、精神内守、病安従来」[※6]

「恬《てん》惔」、これは心がさっぱりして、よどみがない。その場合、この「惔」という字、これを調べるとおもしろいことが書いてある。これは「忄（りっしんべん）」でしょ。心の炎が揺れ動いて動揺している姿です。と同時にこれに「氵（さんずいへん）」を付けると、「淡い、淡白、さらっとしている」という意味になる。両方あるんですよ、この「惔」に。それに「恬惔」になると、「心がさっぱりしてわだかまりがない」という意味になるんです。そんなこと簡単にできません、と反論されるであろうけど、いいのですよ、迷っていいのですよ、苦しんでいいんですよ。だって「恬惔」の「惔」は心が燃えている姿ですから。それでもそれにこだわらんと、自分の心をさっぱりとよどみなく流しなさい。そうすれば「真気従之」、体内にあるエネルギーが十分に働きますよといっています。

「精神内守、病安従来」は心をあちこち動かさないようにしてさっぱりとした生き方ができれば、どうして病にかかることがあろうか、絶対にかからんよ、ということなんです。

こうしてみると東洋医学は心の問題をものすごく重視します。だからいくら治療してもまったく治

（※6）『素問・上古天真論』

らないのは、根性が治っとらんからです。根性治しというのがあるんですよ。体と心は治せるけども、根性がなかなか治らん。むずかしいですね。

とりあえず心のさばきがうまくいくと、病気にかからんようになる。すばらしい教えですね。現代人はほとんどできとらん。心のさばきどころか心の停滞を起こしています。心の渋滞だ。だから病気するんですよ。だから鍼をやってね、身体の方から活を入れて気を巡らしてやる。そうすると、一瞬だけれども心も流れていくんですね。だから鍼をしょっちゅうやると、身体を通じて心のさばきが少しずつよくなる。後は根性治し。なんべんもくり返して「おまえ、まちがっとるぞ」とやらないかん。それが本当の鍼やと思う、心に刺す鍼ね。

また、東洋医学には七情論という考え方があります。人間の心には七つの要素がある。喜び・怒り・憂い・悲しみ・思い・恐れ・驚き。この七つのバランスがよくとれておればいいんです。今ね、うれしくてしゃあない、ということはたくさんあらへんな。怒りが多いわ、悲しいことが多いわ。あることを思うことが多いですね。この七情が恬惔虚無になれないから病気するんですよ。七情が過不足なく動いているかどうかなんです。

よくいいますね、ビックリしたときに腰を抜かしたと。ほんまに腰を抜かしたということが起こるんですね。これを東洋医学では「腎を傷《やぶ》る」といいます。腎というのは腰から下にある臓器、西洋医学でいうところの腎臓とは全然ちがうよ。腎臓を含んだ下半身といった方がいいでしょう。それから喜びすぎると、心の臓を傷る。そういうことはあんまりないねえ。うれしいことはあってほしい。それから怒りは肝の臓に影響があると。それから憂い・悲しみは肺の臓を傷る。それからあることを思い続けることは脾の臓を傷る、とあります。これら七情の過不足、精神的ストレスが病気を発生させる。

認知症のおじいさんが治ったという話があるんですよ。そのじいちゃんはね、おしっこは漏らすし、物を忘れる、孫の顔をみて「あんた誰や」だなんて平気でいうし。おまけに阪神タイガースの大ファンだったんだが、テレビを観せてもらわれへんかったらしいわ。それがね、あるとき嫁さんが夕飯の支度をしとったとき、テレビを観ていたそのじいさんがいきいきしだした。それがよくみるとね、阪神タイガースが勝っていて、喜んでいた。そして、選手や監督などについて話しだした。それで家族はおじいちゃんに楽しいことをさせてあげようと、家族中で野球を観るようになった。そうしたら、症状が良くなってきた。これはええわと阪神タイガースの応援に西宮の甲子園まで行った。それ以来おじいちゃんは元気になり、「おまえら迷惑かけたね、すまなかった」と家族に謝りだしたという。

このように病気にはその人の心の問題が大きくかかわっているわけです。おじいちゃんの場合は生きる喜びがなかったわけです。それで喜びを家族みんなでつくってあげたと…。これは心の問題が原因で認知症になってしまうという例なんですね。

(5) 飽食と偏食に気をつける――身土不二（自然環境と体質によって臨機応変に生活する）

「[※7]……飲食不節、而病生于腸胃」
「[※8]飲食労倦、則傷脾」
「[※9]むさぼるように食べる者は、必ず変な病気にかかる。戦いを好むと同じで、必ず災いを招くことになる」

飯やというて、ガツガツと早く食べる人がおりますな。大昔からいわれているんですね。特に過食

（※7）『霊枢・小鍼解篇』
（※8）『難経　49難』
（※9）『医学源流論』徐大椿。中国。清時代

飽食の害を説いております。だからゆっくり楽しく食べるのが本当なんです。「早メシ、早グソ、なんとか……」。よくないことです、本当は。でも私も食べるのは早いんですよ。気をつけなあかんと思っております。

それから『素問・生気通天論』のなかに「五味」の話があります。東洋医学では五つの味、「五味」をバランスよく摂りなさいといいます。「酸・苦・甘・辛・鹹」この五つをバランスよく摂っておかなきゃいかん。こうなってくるとね、「これさえ食べていれば何を食べても大丈夫」というのは、実に眉唾ということがわかりますね。あらゆるものをバランスよく摂れという教えなんですよ、この「五味」というのは…。陰陽のバランスをとるようになっているんです。だからあるものだけを摂ってしまったり、好き嫌いがあるのはよくない、と東洋医学は説いています。

さらにいえば「身土不二」という考え方もあります。体と土は二つではない。だからね、その土地でできたものを食べるのが本当なんです。皆さんご存知でしょうか？　お多福豆というのがございます。おたやん、あれは堺市のある一部にしかできないみたいです。桜島大根もこっちにもってくると小さくなるんですよね。

その土地に応じた植物・動物があるんだというのが東洋医学の考え方なんです。本来なら奈良にいたら奈良でできたものを食べるべきなんですよ。でも、そうばかりはいうてられへんけどね。少なくとも地球の裏側でできたもんばっかを食べるのはおかしいでしょう。基本的に体にはよくない、そして四季の移ろいに応じて私たちの身体は動くとお話したけれども、食べ物もそうです。季節にあらざるものはあまり食べない方がいい。寒い頃にスイカを食べるのはよくないんですよ。イチゴも今は早くできますな。だけど、その季節になるとやっぱりおいしくなります。これは自然の陰陽の気にかなっているからです。

自然の影響を受けて自然のものをバランスよく摂るということが基本ですが、体質的な偏りがありますから、陰に傾きやすい人は陽のものを摂らないかんし、陽に傾きやすい人は陰のものを摂らなくてはいけません。陽の食べ物、陰の食べ物を追求しただけでも奥が深いんです。

たとえば、南の島でできるパイナップルやパパイヤ、南の島でできた果物は、実は陰が強いんですよ。だから身体を冷やすんですね。反対に、北の方でできる食べ物は陽が強いんです。だから同じ鮭でも、北海道の寒いところで獲れる鮭で、身が真っ赤なのがいい。陽の強い証拠ですな。大雑把にいうと陰の食べ物、陽の食べ物とはこういうことなんです。

(6) 適度な運動は気血の巡りをよくする

漢の時代の名医、華佗《かだ》という人は偉大なお医者さんなんですよ。外科の先生で、鍼灸の先生でもあるんです。この人は麻沸散という麻酔を使った手術に世界で初めて成功した人なんです。ジェンナー[※10]の牛痘法があるでしょ。実はその90年前に中国で発見されたらしいと書物に残ってる。西洋医学はいろいろな発見をしているけれども、東洋医学もいろいろなことを発見している。

それから御存知のように華岡青洲[※11]先生がチョウセンアサガオから通仙散をつくって外科手術をやりましたよね。あれはすごいことなんです。乳がんの手術としてアメリカより約100年前にやってたんですね。だから漢方というのは、実際にいろいろなことをやってきたわけです。なかなか世の中に知られていないですね、西洋医学一辺倒ですからね。

その名医である華佗が「河の水は絶えず流れておれば腐ることはない。人も適度に運動すれば健康

(※10)
E・ジェンナー
(1749~1823年)
イギリス。医学者。天然痘ワクチンの開発

(※11)
華岡青洲
(1760~1835年)
外科医。実例として証明されている世界初の麻酔手術を行った

であり続ける」といった。今でいう気功のような運動法を弟子に教えた。そうしたら弟子のほうが長生きしたという話があります。

おもしろいですね。だから適度の運動は健康に大切だということです。

私はよく80、90歳のお年寄りが歩くように朝晩40分ずつ歩きなさいと必ず患者さんにいいます。せかせか歩いてはならん。ゆっくりです。これは人間の身体にある気のエネルギー、経絡のなかを流れる気の巡りを良くするために健康にものすごくいい。もちろん運動ならなんでもいいわけではなく、その人に応じた運動というものがあるんですね。特にゆったりとやる運動がいい。気功ではせかせかやらんでしょ。ゆっくりやるでしょ。あれがいい。流れるようにやりますね。この運動は非常に意味があるんですよ。

(7) いつまでも「男」「女」を意識することが健康で長生きする秘訣

江戸時代の思想家、安藤昌益[※12]は『自然真営道』や『統道真伝』を書いた人です。この人はもともとはお医者さんなんですね。この人が書いた本におもしろいことが書いてあるんです。江戸時代の人ですから「今の時代、侍がえらそうにしとるけれども、あいつらは何も物をつくらん。つくっとるのは農民だ。本当なら農民がえらそうにしなければならんのに、侍が彼らを押さえつけとる。けしからん世の中だ」とね。よく考えると中国の老子に基づいて話を展開しているわけです。

で、その人が興味深いことをいっている。「男女」と書いてわざわざルビをふって、「ヒト」と読ましているんですね。これは深い意味があります。「ヒト」というのは男女だから「ヒト」なんだと。男は陽、女は陰なんです。

(※12)
安藤昌益
(1703〜1762年)

そうすると、生まれてから死ぬまで「男」、「女」であること、これが大事なんです。年をとってお化粧したらマンダラになる場合がありますが、それでもお化粧をしましょう。男性は女性からカッコイイと思われるほど、カッコつけましょう。

このような陰陽のスパークこそが、人間を健康にするんです。東洋医学はこのことをものすごく大事にします。ですから、男は男らしく、女は女らしく、異性を意識することは健康に大切なんです。ですから多少マンダラになってもいいからお化粧をしようという話です。おしゃれ、大事なんですよ。

(8) 快食、快眠、快便、快生理、快笑、快欲望

「快」がついとるのは非常に意味が深いことです。欲望はやっぱりもっておかないとあかんのですよ。ありすぎるからダメであって、適度に欲望をもつことは人間を成長させるし、いきいきとさせます。私は非常に大事なことだと思っております。

(9) 生きることを肯定して意欲をもつ

認知症が治ったおじいちゃんの話をしましたが、人というのはやっぱり生きがいをもたないといけません。よく仕事を辞めてガクッとなるおっちゃんがいますよね。年いったら何をやるか考えておかなければならないんです。

あるおばあちゃんがおもしろいことを言っておりました。

「先生、万葉集、私暗記しています」

「ほーう、すごいな。教えてよ」

「いえ簡単です。覚えたら簡単です」

「なんでそんなことやるの?」

「目が悪くなってものが見えんようになったり、耳が聞こえんようになっても、暗記した万葉集をくり返し反芻することによって楽しめるでしょう」

すごいですね、そのおばあちゃん。生きがい、どんな状態になっても自分が生きていることを肯定していく。そういう生きがいをもつこと。生きがいをもつことは大事です。

「運命という大きな船に乗っている」。この話も私は患者さんによくいうんですよ。「もういろいろなことあって困りますねん」という運命の大きな船に私たちは乗っているんです。これらからはずれることはできない。だから風が吹いたり、嵐になったりすると船は大きく揺らぎます。だけど、運命という船は沈没しません。そこに乗っかっていくんです。生きることに対する肯定につながるんです。「もうこれ以上神経を使うなら死んだ方がましだ」なんていうことは絶対にいけません。堂々とその運命を受け入れる。まさに東洋思想なんですね。

⑽ 感謝、ありがたいという思いは命の働きを活性化する

感謝ということはやっぱり大事ですな。幸せの青い鳥はそのままでは飛んでいってしまうから、感謝という名の籠に入れておこう。私、患者さんによくいうんです。美しい話でしょ。

幸せの青い鳥は飛んでいくんですよ、今ここにおっても。感謝という籠のなかに入れておくんですよ、常に。そうすると自分自身の命が活性化します。

第２章 鍼治療の不思議

1. 漢字文化について

本章では人間の身体には「気《き》」と「血《けつ》」というエネルギーが非常に大事だというお話をします。こういう概念の一つ一つが、実は古代中国の漢字文化に根ざしているということを少し勉強してみたいと思います。「血」という字を一つとってもとても深いということをお話しします。

漢字の歴史を簡単にふり返りますと、まず「甲骨文字」があります。甲骨文字というのは昔の恐竜の骨に書かれた文字で、発見されたのはつい最近です。

今から百年ちょっと前、中国清時代において漢方薬の竜骨《りゅうこつ》に書かれていたんですよ。漢方薬に竜骨というものがある。有名な薬に柴胡加竜骨牡蛎湯《さいこかりゅうこつぼれいとう》という鎮静剤があります。古代の恐竜の骨を漢方薬として使っていたんです。薬屋を訪れたある文字学者が竜骨に書かれた変わった文字を発見しました。それが甲骨文字なんです。

中国は夏王朝から始まったという説もあるんですが、一応歴史的には殷・周・秦・漢と始まっていき、殷・周の時代に青銅器文化が発達します。この時代の青銅器に書かれていた文字、漢字の大本みたいなもの、それを「金文字」といいます。古い順からいうと甲骨文字、金文字。そして、「篆書《てんしょ》」。これは中国の秦時代と、だいぶ下ってきます。それから「隷書」がくるんです。

皆さん方のお父さんがよく篆刻《てんこく》、印鑑の文字を彫るでしょ。それが篆書、隷書なんです。書道家の人が見慣れない文字を書いているのは、だいたい隷書、篆書を書いているんです。これが秦時代にほぼ完成してきます。

そして今、私たちが使っている漢字。漢時代に成立されたから「漢字」といいます。これが「楷書」になってきます。

甲骨文字、金文字、篆書、隷書、楷書と展開しながら、文字ができていきました。

甲骨文字について、立命館大学の名誉教授の故白川静[※1]先生が研究をされて、世界的に有名になっておられます。白川先生の漢字についての見解は大変なものがあり、甲骨文字を深く研究しておられ、甲骨文字をみるとすぐにこういう意味だとわかるのです。白川先生は、漢字というのは文化のために生じたのではなく、宗教のためにできた、宗教儀礼のために文字に現したんだ、といっておられます。

それから、藤堂明保[※2]先生。この先生には『女へんの文字』(山王書房)というおもしろい本があります。覚えておいて、もしよかったら読んでください。藤堂先生は言語学の立場から漢字を追究するんです。もちろん文字の形も追究します。

たとえば、「女（おんなへん）」はいろいろありますね。良い女だから娘だとか、現代のしゃれでよくいわれるんですが、女へんに昏とかいて婚です。女へんを取りますと昏、たそがれですね。結婚の婚という字ひとつにも古代中国文化が反映しているんですよ。どういうことかというと、たそがれに

（※1）
白川静
（1910〜2006年）
漢文学者。漢字学者

（※2）
藤堂明保
（1915〜1985年）
中国語学者。中国文学者

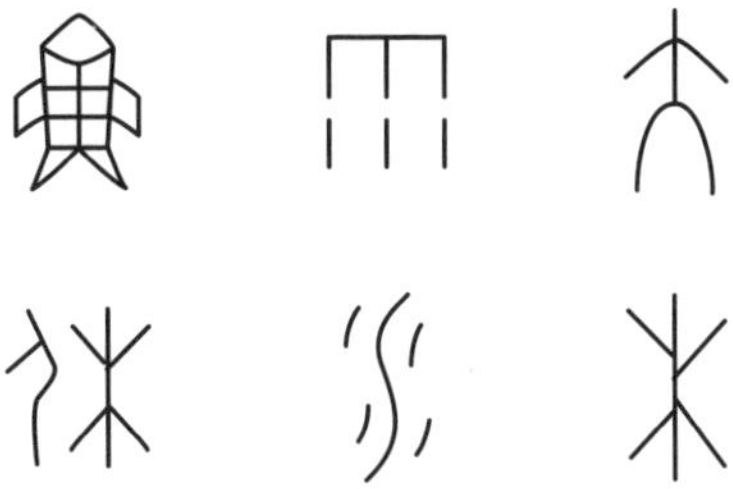

甲骨文字

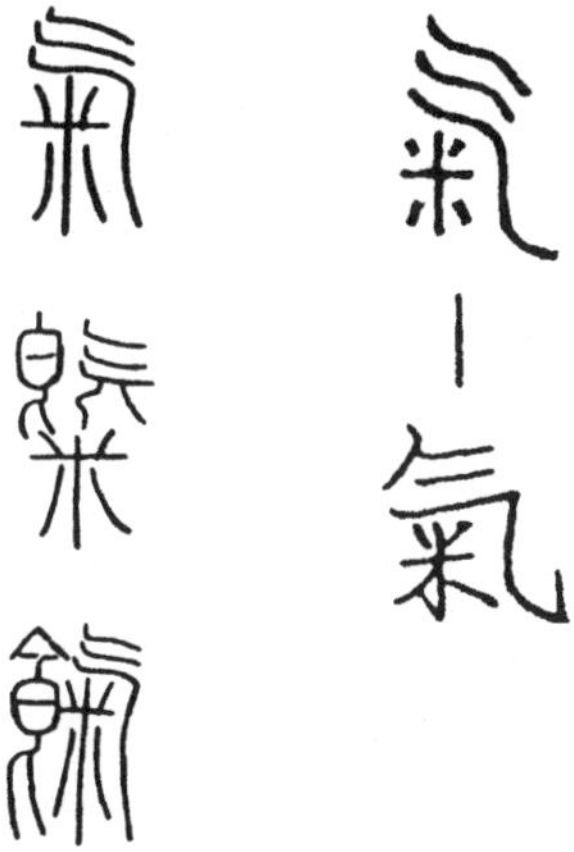

篆書

楷書

篆文

陰陽　表裏

虚実　寒熱

楷書

甲骨文字、篆書、楷書

女をさらって結婚するという「略奪結婚」が、実は結婚の婚の起源なんです。現代では、白昼堂々と結婚しましたといっていますが、昔の人にはとんでもないことだったんですよ。

少なくとも結婚の婚という漢字ができた時代には秘めごとなんです。いい娘がいたらさらってくる。子どもができたら、できたという感じでやっていたようなんです。

第一章でもお話しましたが、後漢の時代に漢字についての解説書『説文解字』が許慎という人によってつくられました。漢字を漢字で説明する漢漢辞典、今の日本でいえば国語辞典です。この説文とは何かといいますと、要するに漢字についての意味、字がどういう風にできているか、先程お話したように結婚の婚は、女へんにたそがれとしてできている。左側はつくり、右側は音を意味するというような意味付けをしていった一番最初の漢漢辞典、それが『説文解字』で、金文字以降の文字について述べているわけです。

そういう意味では甲骨文字からずっと現代の漢字にいたるまで考察なさったのは、白川静先生が最高峰なんです。藤堂明保先生は言語学の立場から漢字を研究されています。

そこで「血」という字を調べてみましょう。これが何を意味するかというと、古代の人たちが皿の上に獲物をとらえてきて、血をとってのせた。そして、生け贄にしたといわれています。生け贄になった赤いもの、これが「血」という意味になります。皿の上にのった血という意味だと漢字専門家がいっております。

こういうことを踏まえながら、話を展開していきたいと思いますけれども、とりあえず漢字というものはこういうものだということを覚えておいてください。

2. 鍼の使命 ―なぜ鍼を使うのか―

病とは気の歪みです。だから病気というのだと。現代でも「それは気のせいだ」とかいうが、あれは小さい気なんですね。くり返しますが、古代中国文化においての気という考え方は、生きとし生けるもの、森羅万象ことごとくが気というものから成り立つと考えております。これを「気一元」という考え方だということをお話しました。そういう広い意味での気というものと、人間の身体における気、これは小さい、いわば人間の身体におけるエネルギーと考えていいでしょう。そういったものが歪む。それを病気といった。だから「気を病む」と書いてあります。

第一章で表裏(病の位置が浅いか深いか)、虚実(病気の趨勢)、寒熱(病気の性質)などの陰陽について説明をいたしました。ここでは補足説明をしていきたいと思います。

(1) 正気と邪気

「虚実」は、勝ち戦・負け戦として説明しましたが、じゃ、何が虚するのかという問題なんですが、「正気」のことをさすんですね。それから病を起こして気を歪ますものを「邪気」といいます。邪気という字の邪は「ななめ」と読みます。まっすぐではなくななめを邪気という。「あいつは無邪気だなぁ」というのは邪気がない、まっすぐだからです。傾いているやつが邪気なんですね。今の若者たちはちょっと傾いている方がおもしろい、楽しいといいます。この言葉の根源が、実は歌舞伎にでてくるんですよ。かたぶく、かぶく、かっこいいという意味なんです。だけど、私たちは「正気」はまっすぐで「邪気」はななめで非常に正気を傷つけるもの、という考えをしております。

「正気」にはどういうものがあるかというと、これからお話する、気・血・陰陽・精(気)・神・津液。これがだいたい「正気」なんですね。「正気」は気・血・陰陽・精・神・津液から成り立っています。だから、「正気」の中の「気」が弱る、これを「気虚」といいます。

また血虚・陰虚・陽虚というものがあります。それから精虚。精不足。腎精不足。腎精不足という言葉があります。専門家の言葉です。そして、何かものごとに集中できない、東洋医学ではあいつは神が弱いといいますが、これは神の不足のことです。

このように「正気」には気・血・陰陽・精・神・津液、こういったものがあることを覚えてください。気血については後で詳しく述べます。陰というのはあらゆるものごとが陰陽から成り立つという考え方から、人間も陰陽から成り立つ。人間の体内における陰陽というのは体液であったり、赤い色をした体液を血といいますけれども、体液のなかで特に「津液」は健康な、赤くない透明なものをいいます。もう少し詳しくいうと同じ「津液」でも、「津」は体の外へでて行くものをいいます。体内をぐるぐる廻って潤すものを「液」といいます。漢字文化というものはおもしろいですね、こういう考え方を知らないと漢方医学はできんというわけなんです。こういうようなものが弱るのを「正気」の虚であると考えます。

(2) 外因

では、「実」とは何なのか。「邪実」とは何か、という話に移っていきます。風・寒・熱・湿・燥・火・気滞・瘀血・湿痰といったものを「邪実」といいます。そのなかでも、風・寒・熱・湿・燥・火、これを「外邪」、あるいは外因、外から入ってくる病気の原因です。

患者さんに「先生、ＳＡＲＳとか、鳥インフルエンザとか流行っているけど、どうなるの？」と聞かれました。東洋医学ではそういうものに対して「疫」という概念があります。疫病、「疫」という概念、これには人にうつるぞという考え方があるんですが、こちらは「外邪」の方が中心になります。風・寒・熱・湿・燥・火。これはそれぞれ風、冷え、熱、湿気、乾き、火。「火」というのは熱の極みが火になるという考え方です。

ＳＡＲＳとか鳥インフルエンザはどうなるかという話は、結局、気象状況が決定づけるのです。気象状況をよくみると、今年（平成16年）の正月は妙に暖かかったですね。お正月にしては暖かすぎた。その後に急に気温が下がりましたね。それから気候が狂ってきたんですよ。東西南北がありますが、東西南北を季節でいうと、北が冬です。東が春、南が夏、西が秋です。そうすると、冬の寒い時期に北から風が吹くのを北風さんというでしょ。これを「正風」、正しい風といいます。

ところが冬なのに暖かすぎたということは、南から風が入ってきた。これを「邪風」といいます。お正月に思い切り「邪風」が入って、その後急に冷えたものだから、人間の身体の状況が狂ってしまった。

だから、インフルエンザが、ついこの間まで流行っていたのですが、私がみるところでは、これからよほど気象状況が悪くならない限り、たぶんうまくいくだろうと考えております。しかし、その逆に人体に影響を及ぼすような気象状況が続けば、同じようにインフルエンザが発生する可能性があるんです。

西洋医学ではインフルエンザウイルス自体を重要視します。一方、東洋医学では気象条件と人間の身体の病気に対する抵抗力、「正気」が一番重要視されるのです。極端にいえばインフルエンザウイルスがあろうがなかろうが、「正気」であれば感染しないんです。

私のところにインフルエンザの患者さんが大勢来るんですけれども、「先生にはどうしてうつらないの?」「私は病気がきらいだから」と答えています。ウイルスが人間の身体に入ったからといって、すぐに病気になるわけじゃないんです。

西洋医学の細菌学者、ペッテンコーフェル[※3]がコレラ菌の研究をしていたとき、細菌や病原菌があるからといって必ずしも発病するとは限らない、という話を弟子たちにしたんです。「先生、そんなことあるわけないですよ。細菌学者でコレラ菌を発見してどうのこうのやっているのに」「じゃ、実験してみよう」といってコレラ菌の入った液体をぐっと飲んでみせるんですよ。そうすると何が起こったかというと、わずか一、二回の下痢をしただけで、何も病気が起こらなかった。

彼は弟子たちに向かって「ほら、みてごらん。私は細菌学者だから、君たちに誤解があるといけないと思うから言っておくが、細菌があるから発病するというのは、非常に形而上学的だよ」と説いたんです。これは西洋医学の細菌学者が言った有名な話です。

そういうことを考えると、インフルエンザとかSARSだとか、みんな同じということなんですね。問題は発病する条件があるかどうか。ウイルスとかそういうものがあっても、まず体の正気がしっかりしているかどうか。正気がしっかりしておったら、気象状況がおかしくないか。これだけで決まるんです。だから平生から鍼を受けたり、私がいう本当の意味での健康のために健康法を実行したり、それから気象状況をよく観察して、今どういう状況かということを弁別すれば、そんなに怖いものではありません。これが東洋医学の考え方です。そういうわけで、外因としては、風・寒・熱・湿・燥・火というものが働くと覚えておいてください。

(※3)
ペッテンコーフェル
(1818〜1901年)
ドイツ。衛生学者。化学者

(3) 内因

次に気滞・瘀血・湿痰と邪熱というものがあります。これは内から起こる「病邪」、内因です。前項は外から起こる病邪(外因)、こちらは内から起こる病邪。既にこのなかにがんの発生機序の基本的な要点はでているのです。このことをよく理解すれば、がんにもかからんし、かかっても死なないという理論になるんですよ。

この「気滞」というのは、正気でいう気、気が停滞して邪実になるんです。道路でも車がスッスと流れている場合はいいのだけれども、それが停滞しますとね、事故が起こったり、いろいろ問題が起こりますね。気の停滞を「気滞」といいます。覚えておいてください。

「瘀血」というのは正気である血が渋滞してしまった状態です。あいつは血の巡りが悪いといったりしますが、瘀血というのは血の巡りが悪くなって起こります。脳梗塞とか心筋梗塞などはこの概念で説明できます。私たちはがんの塊なんかも「瘀血」が中心だと考えて、治療し、成果をあげています。

「湿痰」という概念は、正気の津液、身体内を巡っている生理的な体液が停滞することです。この湿痰というのは水と結びつくと、水湿となる。さらっとした水が病気を起こす原因になる、それを水湿とか、あるいは水飲という概念で呼びます。それが今度、粘って凝縮すると痰になります。よく「痰が溜まった」というでしょ。あれは水湿が凝縮したものなんです。

このように病邪には外因と内因がある。外因には風・寒・熱・湿・燥・火があるし、内因には気滞・瘀血・湿痰。それから「邪熱」があります。これは熱ですね。外からの熱もあるけれども、内から起こる熱もあります。

そういうわけで、**大きな陰陽**としては**表裏・虚実・寒熱**。正気の弱りとは何か、邪実とはどういうものかという説明をしました。

⑷ 気と血

気と血、二つあわせて人間のなかのエネルギーだと考えてください。私たちはこれを考えだした古代中国人の考えを垣間みているんですね。気血という考えは大地を潤し、生きとし生けるものに恵みを与える水に刮目している。たしかに、河川の水や湖水の水、果ては海の水がないことにはあらゆる生物が発生しませんよね。あらゆる生物は水から発生しているわけです。陰陽論のところで申し上げますが、天地開闢《てんちかいびゃく》以前は水だという発想なんです。天地ができると土が中心になって動くんだという説があります。ここでは「大地には水が必要なんだという考え」に注目してください。その水から発生した雲や霧にも注目しましょう。

「地氣上為雲、天氣下為雨、雨出地氣、雲出天氣」[※4]

この漢文は水が水蒸気になって雲になって、雲からまた雨が降って大地を潤しているという循環を見事に説明しています。昔の人はこれ位のことは知っていて、そのなかから「気血」という考え方がでてきたのだと思います。

私たち専門家は、「気血」についていろいろな説明をします。「血は気の母、気は血の帥《すい》」、すなわち大地を潤す水、これを血だといい、雲というのは水から発生する。そういう意味では、水は雲の母である。ところが、雲は状況によって、雨を降らしたり、降らさなかったりして、母なる水を調整します。帥というのは、調整する、導く、治めるという意味なんです。同じものから発生した気。これ

（※4）『素問・陰陽応象大論』

がないとだめなんですよ。血がないとだめなんだけれども、そこから発生した気が血を動かすという考え方、これは古代中国の、やっぱり気象を観察したところからでてきた考え方なんです。それが人間の身体にも赤い色をしたエネルギーである血が動いて、そこから派生した気が血を守るという陰陽関係を説明しているわけです。

このことは同時に中国哲学で重要な「体用理論」、すなわち波と水の関係に象徴されるのです。水が動きだすと波になる、水が本体で波が働きなんです。そういう考え方が、この気・血という人間の体の大きなエネルギーの元として考えられたと思っております。

日本では、『日本書紀』に天地創造の話がありますが、あれは『淮南子』[※5]からもってきた考え方です。どういうことが書いてあるか簡単に説明すると、天地創造の話です。世界は空虚である。そこからその中へ「気」というものが生じた。

その「気」の中の軽くて澄んだものは上に昇って天になった。重くて濁ったものは下に降りて大地になった。これが天地創造なんです。

だから常にこの天と地はスパークしている。交流しながら、森羅万象を動かす。これが『淮南子』の天地創造であり、わが『日本書紀』にある天地創造の考え方なんです。そうしてみると、「気血」がこの天地創造の考え方から展開してきたことがわかります。

① 血の概念

西洋医学における血という概念とは何か。西洋医学における血液と東洋医学における血とはどうちがうのか?

(※5)『淮南子』
淮南王劉安が編纂させた思想書

西洋医学における血液は血管の中にある赤い血。酸素、二酸化炭素、栄養物質、老廃物などを中に入れ、物質代謝(同化と異化)における重要な役割をもつ。これが西洋医学における血液です。

では東洋医学における血とはどういうものかといいますと、西洋医学における血液を包括しながら、同時に心臓や肝臓を養う重要なもので、目や筋肉を活性化する物質を指しています。心臓は簡単にいいますと西洋医学のポンプ、血液を送りだす作用とともに中枢神経的作用、今でいう大脳の働きを含んでいるんです。

肝臓は精神作用や魂《こん》をつかさどります。魂は日本では「たましい」と読みます。四谷怪談の最後のなかで、「魂魄この世にとどまりて恨みはらさずおられようか」とありますが、魂魄とはこれなんですね。同じ「たましい」でも魂は陽の「たましい」、魄は陰の「たましい」です。肝の臓は、魂をつかさどる精神作用です。

そして目ですが、私も最近、目がかすんでしゃあない、それは年のせいもあるけれど、血の不足と関係があるんです。コンピューターを見すぎて目が疲れる、あれは肝の臓の陽気が高まって、陰血が不足するわけです。だから、基本的には休むしかなくて、同時に陰血に必要な栄養物をとると、目のかすみが治るんです。

②血虚(血の不足)

腰などの筋肉が引きつることがよくあります。東洋医学ではこれを「血虚《けっきょ》(血の不足)」ととらえます。「血虚」という概念は血の不足でエネルギー不足である。その場合、どういう症状が現れるかというと、動悸、精神不安。何かものが怖くなる、なんだか落ち着かない、眠れない、血色が悪くなる、目がかすむ、筋肉が引きつる、疲れやすい。このような症状を「血虚」というんです。

③血実（瘀血）

血実。「瘀血」ですね。これは非生理的血の集まりで病毒の強い邪気である。若い女性のなかには月経がきちんとこない人もいます。瘀血を起こしている場合には重大な病気につながり、月経困難、子宮内膜症、精神疾患になることもあります。

昔から産後の肥立ちが悪くて精神状態も悪くなる方がいますが、瘀血が関係していることもあります。こういう場合は桃核承気湯という薬で下して、三陰交というところに鍼をし、瘀血を下ろすと、一気に治ります。それから脳梗塞、心筋梗塞、がんを発症する大本となります。西洋医学では、がんについては「がん細胞」の話しかしない。瘀血という問題はまったく語られないですね。

④血は気の母、気は血の帥

血は気の母、気は血の帥です。怪我をしたりして、多量の出血を起こした場合に、東洋医学ではどういうことをやるかというと、血を直接補うのではなく、補気、気血の気を補うんです。たとえば朝鮮人参、あれを濃く煎じて飲むんです。あれは血を補う薬じゃなく、気をどんどん補うことによって血を生じるんです。

東洋医学では、気血といっても気、実態よりも気の方を重視するからです。この考え方こそ大事なのですが、西洋医学は逆ですね。機械といっしょで機械がしっかり組織的に動けば、機能もしっかりするだろうと。東洋医学では両方大事にするけれども、機能を重視するんです。だから出血多量だというと血を輸血するんではなく、補気をやります。独参湯という独特の濃い薬を飲ませて、治していくんです。そういう考え方が大事なんですね。

⑤気虚(気の不足)

これはエネルギー不足で身体がだるい、行動を起こすのがしんどい、疲れやすい。最近の若者に多いですな、食べるけれどもあまり動きたがらない。私からいわせますとこれは病気です。なんでもないことにキレるとか、おかしなことをやる。正しい健康観が徹底されていないからああいうことが起こると、私は考えております。

⑥気実

気実はさっきの気滞という問題ですね。これはエネルギーの停滞で、一見、気虚に似たような症状であるが、相違するところは、運動しだすとかえって調子がよくなる。しんどいからといっても、動いたらすっきりしたというのは気滞です。

気虚の場合はしんどくて、動くとよけいにしんどくなる。関節リウマチによくみられる現象で、動き始めは痛くて動きにくいが、しばらく運動を続けているとかえって調子がよくなる。これを西洋医学では「スターティングペイン」といいます。

そこで以上の気血の問題を整理しますと、西洋医学における貧血は東洋医学における気血両虚、血虚だけでなく気虚も起こるというわけです。私は何人もの再生不良性貧血の患者さんを治療したんですが、やっぱり動くのをしんどがりますし、青白くなって血の気《ちけ》はもちろんなくなります。それから動悸をうってきて、ハァハァいいます。ですから西洋医学でいう貧血は、東洋医学では「気血両虚」という概念になります。

⑦津液

これは血液を除く体液です。津液不足は脱水症状です。子どもが熱をだしたら、水気だけは切らさないようにしなさいというのは、津液不足を起こすからです。逆に津液過多もあります。これは邪気になるということです。腹水や喘息を起こしたりします。津液が過多になって邪気になると湿痰という概念に変わるんです。食べんでも肥えてしゃあないという人がおりますが、湿痰が溜まるとあまり食べなくても肥満するんですよ。これも一種の病気なんです。

それから不妊、昔から肥えすぎて赤ちゃんができんといわれることもありますが、これも津液が邪気となって湿痰が子宮に絡んで、しかも湿痰とは陰邪だから、子宮を冷やしてしまうんですね。だから妊娠しにくいと東洋医学では考えております。

(5) 気の歪みの調整

治療とは気の歪み・陰陽のひずみを調整すること。だから、治末病は極めて小さいひずみを治し、大きい歪みにしないことである。

鍼治療はこのような気の歪み・陰陽のひずみを調整することなのだが、そのために、「気の不通」なるところを「通じさせる」ことである。

「**黄帝問於岐伯曰、余子萬民、養百姓、而收租税、余哀其不給、而屬有疾病、余欲勿使被毒藥、無用砭石、欲以微鍼、通其經脉、調其血氣、營其逆順出入之會**」[※6]

昔は薬のことを毒薬、毒には毒でもって制するという考えで毒薬という。この毒薬を使うことなく、砭石《せき》を用いることなく…砭石とは、石の鍼のことをいいます。昔の鍼は、石鍼で血をだすんです。それではかわいそうじゃないかということで、黄帝[※7]さんがいっておるのは、そういう痛い治療ではなしに細い鍼を肌に刺すことによって、病気を治すことを教えよ。それは、鍼でその病める経脈、不通の箇所を通じさせることが肝心、それが鍼なんだ。今までの鍼の概念、どこそこの病にはどこそこに打つとはまったくちがうのです。通じてるところになんぼ鍼刺しても効かないよ。

じゃあ、気の不通とは何か。だから、経絡・経穴の不通の箇所を的確に見いだせる診断技術が必要なんです。これはプロでないとだめですね。そこで何々の病だからどこどこのツボを使うということはナンセンスではないかと、私はいっております。

3．万病に効果あり

以上の考えから、鍼は万病に効果があるんです。東洋医学はすべての病に有効で、このことは『素問・陰陽応象大論』に「**陰陽者、天地之道也、萬物之綱紀、變化之父母、生殺之本始、神明之府也、治病必求於本**」とあります。

陰陽は天地自然の道理、万物を理解する規範であり、森羅万象の変化の本、あらゆるものの発生と

（※6）『黄帝内経霊枢・九鍼十二原』

（※7）黄帝　中国を統治した五帝の最初の帝とされている（前2510～前2448年）

消滅の根源である。だから陰陽とは摩訶不思議。これによって生じる病は根本原因に基づいて鍼治療に当たるべきだと。森羅万象、気に基づくわけですが、人間の身体も自然になぞらえて、気から成り立つ。そして、気（陰陽）の歪みを探して治すというのが鍼の道である。そうすると、万病を治せる。万病に効くんだという理論がでてくるんです。

4．どんな病にどの程度効くのか

『黄帝内経霊枢・九鍼十二原』に「言不可治者、未得其術也」とあります。

病気が治らないのは、医者の学問や技術が未熟だからだと、2500年前にいっておる。名言です。病気が治らんということは勉強不足だといっているわけです。治らん、それは技術が悪いからだ。こういう教えなんです。だから私も40年、この鍼の道を毎日追究しておもしろくてしかたがない。「先生、なんだかうれしそうな顔していますよ」「私はあんたの病気をどうして治してやろうかと、非常に興味をもってやっているんです」というわけで、万病が癒えるんですね。

西洋医学で難病とされるもので、東洋医学では治しやすい病があります。それについて、ひとつずつお話してみたいと思います。

(1) 喘息

喘息、これは現代病の一つです。西洋医学でもいっておりますが、一つには遺伝的体質という問題もあります。お父さん、おじいちゃんからずっと私も喘息持ちというように、体質の遺伝があります。

発作が起こらないと喘息とはわからないけど、平生にも「伏痰」という、体内に非生理的な水分が停滞している。これを治せば根本的には治るわけなんです。最初は「実」の段階で邪実中心だけれども、最後には虚喘（正気の弱り）の段階に入るものもあります。だけど、大本は湿痰が中心です。

その原因は食べすぎ。飲みすぎで発作を起こすような場合は、一日、二日、干してやらないかん。干してやれば勝手に治る、治療も何もいらないんです。実際、ものを食べすぎて病気になっていることが多いですよ。医療は要らない、医療以前の問題なんですね。そういうことについて、私たちはよく理解しておくべきだと思います。

それから大きな原因になるのがストレスです。現代人はすぐにストレスを溜めますが、これはたぶん頭でっかちだからと思います。勉強が好き、本が好き、一生懸命やるのはいいんですが、気をカッカッカと上にあげてね、首の辺りがぐっと詰まってくるんですよ。そういう人に限って、首や肩をよく凝らします。がんばりすぎるんですよ。人間が文明文化とかいって学問やらなんやらやりすぎて、気血が上にのぼってしまっているんです。だから気功なんかで、ふわぁと気を下ろすとかいっているのは、そういうことなんですね。

仏教の禅宗では「頭満空腹」というおもしろい表現をします。下半身が減って頭でっかちになる、これがほとんどですわ。今、興奮してしゃべっているので、ある意味「頭満空腹」ですが、私は話が終われば直ちに下がるようになっています（笑）。ところが普通の人は上がったら上がりっぱなしになるんです。それが体にとって非常に悪い。これが喘息を起こす元です。だから緊張した後は、必ず自分でほぐす、気分転換をする。

患者さんを診とって、私が病気をしなくなったのはそこにひとつあるんですね。結構、開業当初から流行ったものだから、一人一人の患者さんを丁寧には診るけれども、スッススッスとこの人を診たら次の人へ気分を変えなければいけない。これが心の訓練になるんです。心ころころ転がして、転がるから心というんです。ところが今の人間、心が転がらないじゃないですか。これと思ったらこればっかり、カチカチになる。だから一つ一つ集中しながらも心の転換をする。こういうことが非常に大事なんじゃないかと思います。

それから、皮膚の鍛錬ですね。もちろん、呼吸器系ですので肺の臓と関係するわけですが、東洋医学では肺の臓は身体の皮膚と関係があるといっております。昔から乾布摩擦したらいいといいますが、皮膚を鍛えることになるんです。風呂に入らんわ、たまに風呂に入っても擦らんわ、これでは皮膚が非常に軟弱になるんです。〝風寒湿燥火〟にかかりやすくなる。風邪ばっかり引く。「また先生、風邪引きました」と、よく来るんですよ。「蓮風という風やから風は吹くけどね(笑)。そないに簡単に外邪を入れたらあかん」というんです。皮膚を鍛えることが大事です。

もう一度まとめますが、喘息の一番のポイントは水分代謝の促進です。痰が溜まらんようにする。甘いものばっかり食べるとか、食べすぎるとか、お餅、おかき、ラーメン、今の若い子はファーストフード等、ややこしい痰のできるようなものばっかり食べていますが、あれは喘息を起こす原因になります。親御さんは家に帰って子どもたちに言ってやってください。しかし、たぶん言うことをきかんだろう。今の若者は簡単に言うことを聞かん。なかなかむずかしいもんです。

(2) 自律神経失調症

その次に、自律神経失調症、これは多いです。昔から子どもに疳の虫ってありましたが、あれは子どもの自律神経失調症なんです。赤ちゃんから子どもに成長する間に、外界からの刺激を受け、人間の刺激を受けて、そこからいろいろ学習していくんですよ。そういうわけで、子どもが熱をだす知恵熱は細菌やウイルスにかかって免疫をつくっている過程なんです。熱も、ものによっては重大なものもあるけど、それは専門家に診てもらえば大丈夫で、熱がでたと異常に神経質になるのはまちがいです。それと同じように、子どもが外界の人的環境、自然環境にいろんな面で鍛えられていく過程ですから、ちょっとノイローゼみたいになる。そういうときに、ちょっと鍼をしてやると落ち着いてくる。

調子の悪い親を必死で治療してても治らないという例があります。なぜかというと、実はその親は子どもが夜鳴きして困っているんですね。それなら子どもを連れてきなさい、と。鍼をしてやると、赤ちゃんが寝て、お母さんも眠れるようになるんです。結局、赤ん坊を先に治せばよかった、こういうようなことがたくさんあるんです。

赤ちゃんのそういう自律神経もありますし、食べすぎ、運動不足、要らないことの考えすぎ、これらが現代病に悪影響を与えるんですね。おいしいものを食べてもいいんだけど、たまにお腹を干せやというんです。

それから食べた分だけ運動せなあかん。私たちは動物で植物ではない、動物だから動かないといけない、それを忘れているわけです。

それから頭のなかや心をころころ転換できないといかん。同じことばかりを思いつめたり、余分なことを考えすぎてもいけません。頭のなかを空っぽにすることも大事なんです。なかなか空っぽにできないですが、何か楽しいスポーツに打ち込んどったら、我を忘れる。そう、我を忘れて何かをやる、それがとても重要なことです。

私たちは心と身体から成り立つんだということをよく覚えておいてくださいね。身体ばっかりいってもいけないし、心ばっかりいってもいけない、この両面なんですよね。ただひとついえるのは、身体の疲れをある程度とってやると、心も楽になって早く心も修正しやすいということです。実際は身体の疲れがあって心の問題が起こる。あるいは最初は心の問題でも、次第に肉体の問題に変わっていくわけです。だから肉体の面でフォローしてやらんと、心も治らんというわけです。学校にいかない、学校でいじめられっこになってうつになる、それから自傷行為。私はみんな鍼で治すんです。心の病でも、身体が密接につながっているから身体の側面からアプローチするとだいたい治っていくんです。ある程度治ったところで、「あなた、考え方がまちがっているよ」と、そこで根性治しが始まるのです。最初から根性治しをすると、突っ張ります。「そんなことない、私は正しい」と言いますからね。だから身体を治して心を治すという方法がすごく大事です。自律神経においては特に大事であると思います。

それから体質的な問題もあります。これも遺伝的におじいちゃんやおばあちゃんの代から、クシャクシャ考えて、眉間、人相学ではここを印堂といいますが、ここに皺が寄る。だいたいいろくなことを考えていないことが多いんです。

(3) うつ病

これも現代に多い病気です。性格的なことも否定できないかもしれませんが、もう一つの原因に食べすぎが考えられます。

こういう人に限って「食べすぎだろう」と聞いても「食べてない」という。よく調べてみると毎回三食以上、三食のほかにパンを食べてフルーツなどデザートを食べて、結局、普通の人の三倍も四倍も食べている人がいる。そういう人は一回、干すんですな。食べ物をどれだけ食べているかチェックして、減らすだけで半分以上、うつ病が治ります。

うつ病の患者さんに対しては、下手に運動をさせるのは逆効果になることがあるので、ある程度健康になってから運動療法を始めた方がいいですね。うつ病にもまた、鍼がよく効きます。

(4) 顔面神経麻痺

顔面神経麻痺は、表情筋が動かなくなることをいいます。たとえば右側だけ冷たい風に当たって、左側は暖かい。片方が暖かく、片方が冷たい風に当たる、そういう温度の左右差によって顔面神経がバランスを崩すということがあるんです。

それから一番単純な原因として、肩こりがあります。肩こりはいろんな原因から起こりますが、結果的に肩こりをとると麻痺が治ることが多かったんです。だから肩こりをあんまりやると、顔面神経麻痺になると覚えておいてください。

(5) 潰瘍性大腸炎

潰瘍性大腸炎は西洋医学で難儀します。排便に出血を伴って非常に苦しみます。だいたい西洋医学ではステロイド剤などの副腎皮質ホルモンで抑えるんですが、それが効かなくなると手術をします。これを治すのが私は得意なんです。私のいう健康についてを理解してきちっとした治療を受ける。鍼で80％以上治りますね。

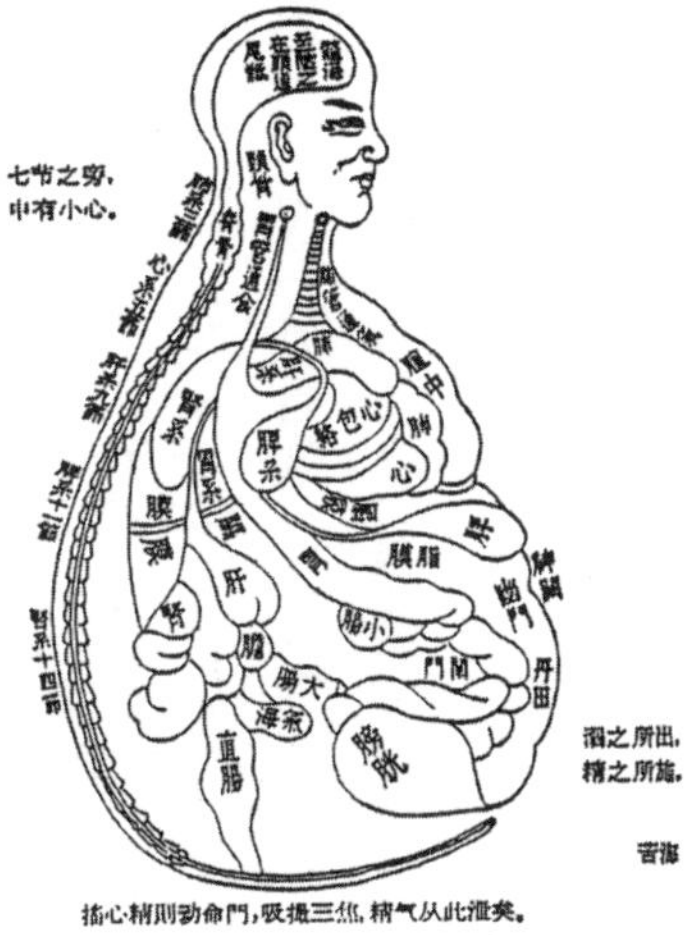

内景全図(医宗金鑑)

これによく似た病でクローン病というのがあります。症状が潰瘍になるんですが同じことですね。これはなんといってもストレスがほとんどです。それから、下半身の弱りです。

東洋医学では人間の胸から上を上焦、お腹から上を中焦、腰から下を下焦という。この下焦の部分が弱ると、潰瘍性大腸炎になりやすいんです。あるいは痔の疾患もそうです。下焦が弱ると潰瘍性大腸炎になる。ストレスと重なるんですね。これを東洋医学の専門家は上実下虚、上が高ぶって下が弱る。先程の頭満空腹と同じだね。だいたい気が上にあがって下が弱るのが病の大きな要因であります。だから座禅を組んで気を下に下げろとか、気功によって下げるとか、みんなそうなんですね。結局のところ単純なことなんですよ。

(6) 緑内障

緑内障はね、年をとってくると起こりやすいんですが、東洋医学では肝腎陰虚、下焦の弱りです。眼の病だから上じゃないかと思われるかもしれませんが、実は下なんです。上焦の病はほとんど下焦がかかわる。これもこれからお話する陰陽論で、上と下は密接に関係するんです。だから上を治すために下を治す、下を治すために上を治す。こういう理論があるんですよ。おもしろいですね、東洋医学というのは……。

だから頭のところで、鍼を一本刺したらたちまち腰が治ったというのも、上と下の問題です。こういうことは西洋医学とちがって鍼の世界では自由自在にやるんですね。

ですから緑内障を治そうと思えば、この下半身、下焦が弱ってくる。年をとると、下腹がヘコヘコになる、腰が痛くなるという現象が起こる。これを治すだけで眼圧が下がってきます。それはもう何人も治していますね。眼圧が上がって、これ以上いったら眼が爆発するんで眼球を抜くんだと。いやいや、そんなこと簡単にいうな。目玉をとっちゃいかんよ。目玉焼きじゃないんだから(笑)、目玉は大切にせないかんよと、鍼をやって治った人は何人もいますよ。

(7) バセドウ氏病

バセドウ氏病も多くはストレスです。疲れを治してやる。喉がでて目玉が飛びだす、これは疲れがほとんどですから、疲れをまずとる。万病はね、疲れ+病なんです。これが現在のいわゆる病、病気ということなんです。だから、疲れだけでもとっておくと病気にならない。だから日頃から疲れを溜めたらいけません。疲れを溜めんようにたまには鍼をやりましょうなといっているのは、そういうことなんです。一つ条件をはずすだけで、病気にならない。ある程度病が治らなくても、疲れをとっておくと病気が重くならない。単純な公式です。疲れをとるということが大事なんです。

それから疲れないことも大事です。心をころころ転がして、疲れを溜めない。こういったことがものすごく大事です。だからいい先生にかかって治らんというのは、本人の心構えがまちがっていることがたくさんあります。私たちも一生懸命説明する、心の病は治せるんだけれども、根性の病はなかなか治せない。その根性治しはどうしたらいいか。またいろんな手があるんですよ、一生懸命ほめたり腐したりして、治すんです。バセドウ氏病の原因には、下半身の弱りもあります。だからストレッチをするのもいいと思いますよ、下半身を鍛えてね。

それから心と身体をしなやかにするために、私はいつも言うんです。「朝晩40分ずつゆっくり、80歳、90歳のおじいちゃん、おばあちゃんが歩くようにきれいな景色をみて歩きなさい」と。「あ、梅の花が咲いている、ちょっと春やな。桜が咲いているな」と観察しながら四季折々の動きを観察しながら自然の中を歩いていると、自然の動きになるというのが私の健康に対する一つの考えです。

そういうお散歩療法がものすごくいいですね。散歩のことを逍遙《しょうよう》といいます。逍遙は中国哲学に入るもので、『荘子』[※8]という本のなかに、逍遙遊編というのがあるんですよ。心まかせの散歩という意味で哲学を説いたんです。あまり考えすぎないで気を楽にしていける方法があるよということを荘子が説いていています。私はこの荘子哲学にどれだけ助けられたか。鍼をやるうえで中国哲学を学んだことが、ものすごく勉強になりました。

(8) 風邪引き

風邪引きを治せればあらゆる病を治せるよと、よく弟子たちに教えます。それくらい風邪というのは千変万化です。簡単な風邪もあれば、たとえばつい昨日まで90歳で元気でおったのに、風邪を引い

(※8)
『荘子』
荘子(前369?～前286年)
中国。春秋戦国時代の思想家

て急に倒れたというのもあるんですよ。風邪というのは本当に気をつけないといけない。もともっていたあらゆる病気を引きだす作用があるんです。ですからお年寄りを抱えておられる方は風邪を引かせないようにすることがものすごく大事だということを覚えておいてください。ですから全身を乾布摩擦してあげるとか、気分転換をさせてあげるとか、そういうことで抵抗力を高めてあげることがものすごく大事です。

『傷寒論』という本は、この風邪引き一つについて、風邪引きの全過程が記されています。西洋医学では風邪引きで気管支炎になって、気管支炎から喘息を起こして、喘息から重い病気になって死んだといいますが、東洋医学ではその風邪引きの全過程を解きます。それを六経といいます。六経とは太陽・陽明・少陽・太陰・厥陰・少陰のことをいいます。

風邪引きの最初は、皮毛、表、太陽から起こります。陽明というのは裏の熱、深いところの熱です。この段階に入ると高熱で物が食べられない。太陽の段階だと熱が40℃あっても物が食べられるし元気です。

陽明に入ってくると、腸管に熱がこもってくるので食欲が落ちるし、大便もでにくくなる現象が起こる。高い熱、特に夕方になると高い熱がでる。ここに入ってきた熱は朝になったら冷めるけれども、夕方になるとまた熱がでてくるという現象が起きるんです。

それから少陽というのは半表半裏といって、半ば表にあり半ば裏にある。太陽と陽明の中間みたいなものです。少陽に入ってくると、悪寒と悪熱、熱くなったり寒くなったり、これを寒熱往来と申します。寒気がしたり熱気がしたり、くるくる変わっていく。昔マラリアというのがありましたが、あれなんかも寒気がきたり熱くなったりという症状が起こります。少陽になると目眩《めまい》がしたり耳鳴りが

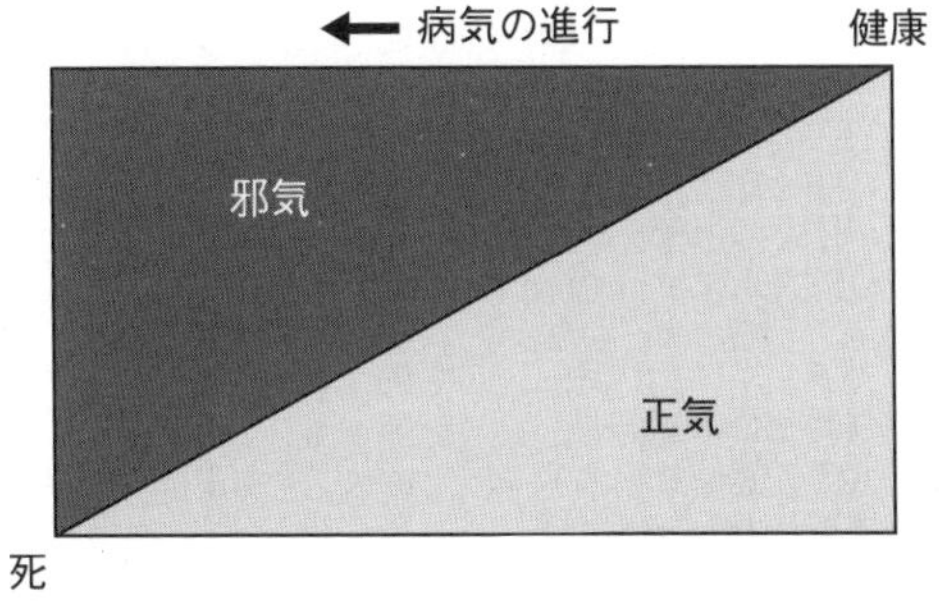

健康な状態から死亡にいたるまでの「正気」と「邪気」の競合の図

したり、口が苦くなったり食欲がなくなったりという症状が起こります。これから先は太陰・厥陰・少陰になります。健康な状態から病気になって、中程度がだいたい少陽です。

それから陰証といって、太陰・厥陰・少陰に入っていきます。太陽・陽明・少陽、ここまでを陽証といいます。太陰から先はあんまり高い熱はでないけれども、無気力になって物が食べられない、もう動きたくないという段階です。便がでたら下痢、それも水みたいな下痢がでてどんどん体が衰弱していきます。非常に危険ですね。ここは身体を温めて、元気になるような治療をします。皆さん方がご存知のような薬でいえば、朝鮮人参とか附子《ぶし》（トリカブトの根っこを乾かして漢方薬にしたもの）を与えて身体を温めて補う治療をします。

厥陰《けっいん》はその次の段階、少陰はもう「**脈微細、ただ寝んと欲す**」ですから、もう亡くなる直前ですね。風邪引き一つでね、あらゆる全過程を示しているわけです。風邪引き治療医典みたいなものが、この『傷寒論』です。

この理論をきちっと使えれば、万病を治せるということなんですね。

風邪を引いた、熱がでた、それで鍼をしていいのかというと、この間お医者さんとちょっとけんかをしたことがあるんですが、熱に鍼は効かんというので、私も頭にきたんだけれども、本当にこれを認識しているとこういった問題を克服できるわけなんです。

『傷寒論』という本は、こういうときにはこういう治療をしなさいとちゃんといっているわけです。つけ加えると、この太陽病では皮膚の浅いところだから発汗させなさいと。興味深いですね。浅いから発汗。風邪を引いて、汗をだしたら治ったという話をよく聞くじゃないですか。あれは浅いところはそうなんですが、陽明の深いところに入ると、便通をつけないといけません。ひどいときは下痢をさせる。

漢方薬でいえば承気湯類というんですが、下す薬や鍼で下るようにする。少陽になると半表半裏で、まぁいうたら勝ち戦と負け戦の中間やから和、和睦せなあかん。中和するような薬、鍼をやるわけですな。それから先の太陰・厥陰・少陰は温補、体を温める治療を中心にやるわけです。この理論を知っていると万病に通用するわけです。今から1700年前にできた本なんですが、いまだにこれが東洋医学の聖典とされる所以です。

そういうわけで、風邪引きというのは、非常に鍼灸・漢方において徹底した考え方で治す術がある。だからSARSであろうがインフルエンザであろうが、みんな同じなんです。

西洋医学のようにウイルスそのものも大事なんだが、むしろその正気の状態、抵抗力の問題、それから気候が正常か異常かということがものすごく関係するんだということを覚えておいてください。

第３章

アレルギー性疾患に効く鍼の力
―アトピーそして花粉症―

１．アレルギーとは何か

⑴アレルギー性疾患

皆さんのなかでアレルギーをおもちの方がいらっしゃるかと思います。アレルギーのひとつに花粉症があります。

奈良の平城京内にある朱雀門は太極殿の南に位置します。北方に玄武、東側に青龍、西側に白虎、これらは有名な高松塚古墳にでてきた、「四方神」といわれるものです。もともと道教の考え方で、四方における守り神と考えられています。考え方の根底には「木・火・土・金・水」の五行が関係しています。占い師がよくやっておりますな、「これとこれは相性が合う」とか、「相克関係だからよくない」とかね。その多くは五行というのを使っておるんです。五行とは、木から火を生ずる。火から土を生じ、土から金を生じ、金から水を生ずる。そして水から木が生じ、また木から火が生ずる。

花粉症が発生するのは、青龍の時期、東側、木気が非常に盛んになってくるときです。この時期、自然界は緑が芽吹いてきます。その気は伸びて、上へ上へ突き上がっていきます。春先、電車のなかで、ぶつぶつとわけの分からんことをいう人を見かけることがあります。この時期、自然界の樹木が上へ伸びているからです。したがって人間の気も上へいきますから、そういう症状も現れるんです。この気を「木気」といいます。

五行というのを簡単に四方神で説明してきましたが、物と現象を「木・火・土・金・水」という五つのファクターに基づいて、相互関係を考えるんです。たとえば、木というのは、土の栄養をとって大きくなるので、木は土を犯す、すなわち「克する」といいます。だから木と土というのを「相克関係」といいます。そういう関係は火と金、これも相克関係です。それから土と水、金と木、水と火、これらも相克関係です。

そうするとものごとはお互いを犯すだけなのか……そうではありません。相手を生かす「相生」というのがあるんです。すなわち、水は木を生じ、木は火を生じ、火は土を、土は金を、金は水を生ずる。したがって一切の物と現象は、五つの「相生」と「相克」から成り立っているというのが、古代中国の考え方の一つなのです。

なぜ春先に花粉症が多いのだろうか？　天気予報のなかに花粉予報があるんですが、私はあれは的外れかと思うんです。なぜ的外れであるかということをこれから明らかにしていくわけですが、春は東方で「木気」が盛んな時期であります。したがって、この時期に筍《たけのこ》とか蕨《わらび》とか上へ伸びるものばかりを食べているとのぼせることがあるんです。

「人間は自然のなかで生まれ、相対的に独立するも自然とともに自然に生きている」と第一章で述べました。これが東洋医学の考え方で、避けることができない。また、第二章の「外因」の項で取り上げたインフルエンザについて、ウイルスがあるから発病するんだという西洋医学的な考え方と東洋医学のそれとはちがうというお話をしました。

アレルギーが現代的な疾患になっております。アレルギーには花粉症や通年性鼻炎、それから喘息があります。喘息の治療は私が得意にしているのですが、開業したての頃はなかなか喘息が治せなくて、一日中患者さんに治療室におってもらっても、治せんかった。顔から火がでそうな思いをしましたけども、今は自由自在に喘息を治しております。よっぽどの症状でない限りだいたい治せます。

そして、アナフィラキシーショック。これはたとえばペニシリン症候群というやつですね。僕らの子どもの頃は、ペニシリンというのは、最高の抗生物質だったんですよ。化膿せんようにするためには、ペニシリンがよく効いたんです。ところが近年になって、ペニシリンをちょっと使用しただけで全身性ショックを起こす人がでてきた。このようにアナフィラキシーショックといって死ぬ場合があるんですよ。それはペニシリンだけでなく、蕎麦アレルギーもあります。学校の給食で蕎麦を食べた児童がショックを起こして亡くなるなんてこともありますね。こういうアレルギーのなかには死にいたる危険なものもあるということを覚えておいてください。

それからじんましん、鯖とか蟹、海老などを食べると痒みや赤みがでてくる。それからアトピー性皮膚炎、これらアレルギー性疾患には意味があるんです。

(2) 免疫とアレルギー

免疫というのはだいたいご存知ですよね。一回かかったら二度とかからない。ここに『最新医学大辞典』(医歯薬出版)があるので、一部引用してみます。

「外来の微生物や異物、また生体内に生じた不用物質、病的細胞、病的物質などを非自己として認識し、免疫細胞系の総合作用により、免疫適格細胞が免疫遂行細胞に分化し液性免疫および細胞性免疫機構が働き、非自己物質を排除、自己の恒常性を維持しようとする生体反応」

皆さんおわかりですか？　むずかしい説明をしているようですが、要するに「自分の身体に不要なものを外に出す働き」ということです。それを専門家はむずかしくいいますな。これを皆さんに押しつける気はさらさらありません。

もう少しわかりやすくいいますと、「免疫とは突然異物の侵入に対して免疫が一度できれば、その後その異物が原因となる病気にはかからない」これならわかりますよね。

たとえば麻疹《はしか》に一度かかれば、二度とかかることはない。おたふく風邪、急性の耳下腺炎も一回かかったらかからない。これも免疫ができるからだといわれております。

「子どもが熱をだして困ります」とヤングママがあわてて子どもさんを連れてくるんですが、熱は怖くないですよ。赤ちゃんがこの世のあらゆる細菌やウイルスに反応して、免疫を勝ち取っていく過程なんです。昔の人は賢いですな、ちょっと熱がでたら「これは知恵熱だから心配ない」といった。そうなんです、人間として大きくなっていく一つの過程なんです。それが免疫なんですね。

身体に対する異物を「抗原」といいます。別な言い方をしますと、「アレルゲン」ともいいますね。そして抗原を身体が受け止めて結合することを「抗体」といいます。これらを合わせて、「抗原抗体反応」といいます。

免疫の成り立ちについて、ここにおもしろい図があります。私は免疫の専門家ではありませんが、専門家の意見をまとめると図1のようになります。

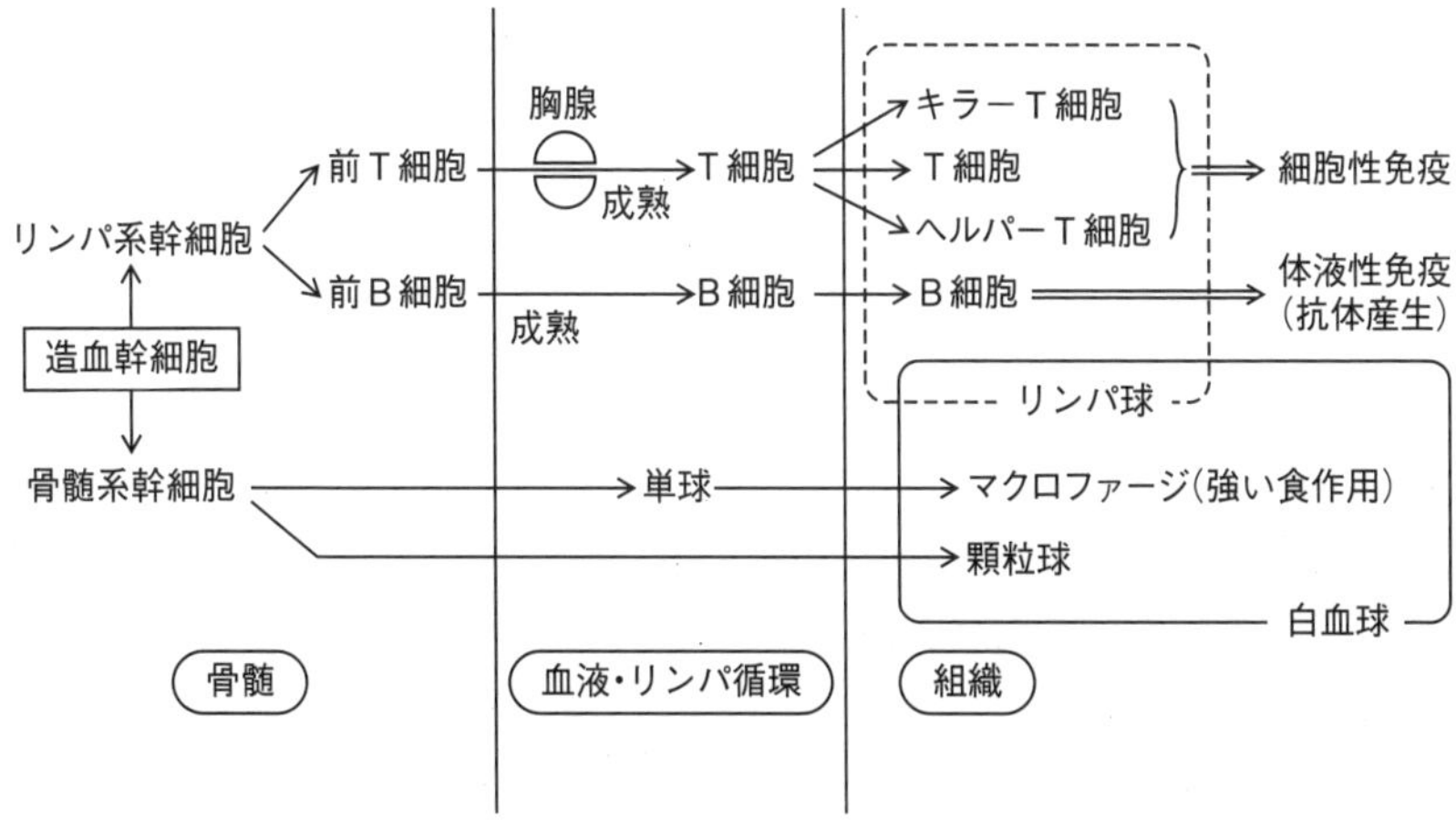

図１　免疫担当細胞の種類と分化・機能

骨髄のなかに造血幹細胞というのがあり、これがリンパ系と骨髄系に分かれていきます。まずリンパ系について説明しますと、これには二つの現れ方があります。一つは胸腺、もう一つはＢ細胞です。

それでは胸腺から説明します。私の友人の西洋医に「胸腺とは素人に一言でいうとどんなものですか？」と聞いてみますと、「免疫の学校といってください」と。なるほど、ここで教育を受けんと働かないということなんですね。皆さんは、リンパや白血球が免疫に働くというのは知っていますね。しかしそれは教育を受けないと働かない。それが胸腺ということなんですよ。「免疫の学校」、これが胸腺です。そこで胸腺からキラーＴ細胞といわれるものがでてくる。カッコいいですなあ。殺し屋ですわ、キラーＴ細胞。この細胞は、がん細胞やウイルス感染細胞に非常に大きなかかわりをもっております。ですから、最近流行っているインフルエンザや伝染病にもキラーT細胞が関係する。言い換えれば、リンパ球であります。白血球のなかのリンパ球が働くわけです。

Ｂ細胞は、骨髄で成熟したＢ細胞は胸腺で教育を受けたヘルパーT細胞から指令を受けて、細菌やがん細胞やウイルスを除いたその他の抗原に対して反応していきます。

以上が大雑把にみた免疫の仕組みです。細かくいったらまだなんぼでもあるんですが、免疫というのは未開発の分野が多くあり、いろいろな説もある。ですから、このぐらいを知っておくだけでいいでしょう。

身体に進入してくる異物に対して当然、守りというのがあります。その防御は白血球が中心になってやっています。皆さん方もよく知っている臓器移植というのがありますね。なんでもかんでも他人さんの臓器をもってくればいいかというと、ちがうんですね。それは免疫にとって重要な働きをする主要組織適合遺伝子複合体（ＭＨＣ）があって、要するに同じ人間でも、あなたと私はちがうんだという認識が身体のなかにあるんです。私にとって、あなたは異物なんですよ。異物のものを身体に入れるには免疫を抑えなければならない。それを免疫抑制療法といいます。

免疫抑制療法で思いだすのは臓器移植ですよ。臓器移植してから、免疫抑制剤を使って後天的免疫不全の状態にしないと成功しない。だから、臓器移植後は、あらゆる病気にかかりやすい状態になってるんですよ。がんなんかも発生しやすくなるんです。ところが報道されるのはおおむね、ええことばっかなんです。「大成功しました、輝かしい医学だ」という感じでいうんですよ。「免疫不全にしてから臓器移植する」、これも免疫なんですよ。

免疫にもう一つおもしろいのがあります。自分の身体でないものは異物なんですね。食べ物を考えてごらんなさい。異物です。異物なんだけども、身体にとってプラスであるか、マイナスであるかを身体は考えているんですよ。身体にとって良いものであったら、ＯＫをだします。だめなものは、たとえばお蕎麦なんか人によってはまったく受けつけない。これは完璧に異物として感じているんですよ、その人の身体が……。さらにいえば、女性は赤ちゃんを産みますよね。言ってみれば赤ちゃんもお母さんにとっては異物なんですよ。ご存知でしょうか？　だって、お母さんの身体と同じではないです。

このようにアレルギーや免疫のことを考えたら、食べ物もあれば妊娠のこともある。それが下手をすると妊娠中毒を起こすこともあります。あれはみんな免疫の反応なんですよ。女性はそれを乗り越えて、立派な赤ちゃんを産んでいくんですよね。

ここでもう一度69ページの図を見てください。白血球には、リンパ球以外にマクロファージと顆粒球というのがあります。

マクロファージというのは不思議なもんで、私たちは高等な生物なんですけども、原始的な単細胞、アメーバーのような働きをするんです。原生的な細胞、単細胞のアメーバーは、ものを取り込んだり、要らないものをだしたりを一つの細胞だけで全てやる。私たちの身体というのは、たくさんの細胞から成り立っているんですが、たとえば目の細胞は目専門で働くというように、それぞれ分担して働いている。だけどアメーバーのマクロファージはなんでもやる。ちなみに、「マクロ」は大型、「ファージ」は飲み込む、つまりなんでもかんでも飲み込むというのがマクロファージの働きで、これが免疫において大きな働きをするということを覚えておいてください。

また顆粒球というのは、細菌などの粒子の大きな異物の侵入に対する防御をする。活性酸素というのがありますね。なんでもかんでも組織を破壊する。実は顆粒球が活性酸素をだしているんです。免疫が成立しないで炎症、組織障害を治すという働きがある。

リンパ球というのは、ウイルス、花粉、ダニの死骸などの小さな異物に対して細胞接着分子で処理する。細胞接着分子と、むずかしい言い方をしているけれども、異物に反応するということを理解してください。過剰になると外来抗原に対する免疫過剰となってアレルギー性疾患が起こるんです。

ここまで免疫についてお話しましたが、まとめると、人間の身体というのは異物があるとそれに反応して、それを取り除こうとする、ということです。だからがんが怖いというけれども、実際に免疫が働いていればがんは発生しない。いや、もうひとついえば、がんは一日に何回か発生しているんです。それががんにならないのは免疫が働いているからなんです。免疫の機能が失調すると、がんがどんどん成長していくんです。

ところが、がん細胞に対して働くキラーT細胞のリンパ球の方は、微細なウイルス、花粉、ダニの死骸などにも反応するんですね。したがって過剰に反応すると、アトピー、気管支喘息や花粉症などのアレルギー性疾患が起こる。つまり、アレルギーとはリンパ球増加現象である。で、東洋医学ではこれについてどう考えているのかを、これからお話しします。

(3) アレルギー性疾患の背景

私たちの子どもの頃にはアトピーはなかったですね。その代わりにおできができた子どもは多かった。花粉症も昔はほとんどなかったですよ。しきりにスギ花粉を敵みたいにして教わっているけれども、実際にスギがある田舎では花粉症の人が少なくて、かえって大都会の方が多い。これは何を意味するのでしょうか。たしかに花粉もあるよね。まったく花粉は関係ないということでなく、一定の要因ではあるけれども、それ以外にも大都会の空気の悪さや埃、先程のリンパ球が反応して花粉症が起こりやすくなってくる。それから、喘息もそうですね。だから私たちはアレルギーのことを考える際には、単に身体のことだけでなく、その背景にある空気の問題も意識する必要があるんですね。

私のところにですね、山ばっかりに行ってるおじいちゃんがいるんですよ。そのおじいちゃんが最近の山の水はすっぱいというんですよ。酸性雨というのを聞いたことあるでしょ。山のなかのきれいな水でさえすっぱく感じるほど、空気が悪くなっているんですね。ましてや大都会ではもっと空気が悪い。

ですから、空気のことを除外してアレルギーのことを語ることはできない。そして、空気と水というのは非常に密接な関係にあります。空気が汚れると水も汚れる。私、最近、風雅の道に凝りまして、お煎茶を入れるんですよ。富士山から湧きでた水でお煎茶を入れるんです。湯にしないで水のままでね。とってもおいしいですよ。富士山の水は下まで降りてくるのに百年かかるんですよね。だからあらゆるミネラルがこされて入ってるからおいしいんですね。最近はましになったけども、奈良の水道水に比べて大阪の水はかび臭い味がするっていわれますね。このかび臭さをなくすのに塩素で消毒をします。水の味がおちますよね。アレルギーには空気と水が大きく関係するということを頭に入れておいてください。

その次に食べ物の汚染、これもえげつないですな。いちいちいってたら、実際に食べられる物がないですね。鳥があかん、牛があかん。でも、ちょっとでもましなものを食べなあかん。牛や鳥に病気をさせないように、ステロイドや抗生物質を与えているんですよ。「私、薬大嫌い！」といっても、間接的に薬を飲まされていることになる。食べ物のなかに知らん間に薬が入れられていることになる。自分でそういうものを摂らないようにしても、そういうのが入ってくる。こういったこともアレルギーにかかわってくることを頭に入れておいてください。

それから、私が子どもの頃の戦後間もなくは、欧米人に比べて日本人は小柄だったので、カロリー中心主義になった。「カロリーをもっと摂らなあかん」というなかで私たちは育ってきたわけなんですが、考えてみれば数千年の間に日本人の体質にあった食べ物があったわけですよ、肉なんかあんまり食べないような……。急に食べ物が変わるもんだから、身体がびっくりしちゃうよね。伝統的な食べ物というのがやはりあるわけなんで、前にもその土地で採れた食物を食べるべきだと言いましたね。日本人の体質に合った食べ物を昔から食べていたんですよ。梅干ひとつにしてもね。私なんか梅干食べただけでなんかホッとしますな。身体が本能的に感じてるんですかね。伝統的な食べ物が非常に重要なんだけど、現代はカロリーを中心にした高タンパク食を摂れとかいうもんだから、どんどん摂る。これがものすごく影響する。

動物性タンパク質のなかでもお肉といったら決まってるじゃないですか。豚・牛・鳥。ところが日本は海洋国ですよ。海にたくさんのタンパク質があるんですよ。なのに魚を食べんようになった。魚は日本人にとって大事な食べ物なんです。しかも良質なタンパク質ですよ。残念なことに、魚をさわると臭いから嫌だとか、調理の仕方がわからんとか、そういう人もおるんですね。欧米人でなく日本人に合った食べ物、同じタンパク質をとっても魚の方が種類が多いですよね。

同じ食べ物ばっかり食べると人間の身体は過敏になってくるんです。いろいろな海の魚を食べるほうが、豚・牛・鳥を食べるより日本人の身体に安心感を与えるんですよ。そういうことを考えると食べ物はものすごく大事です。

子どもたちが食べるスナック菓子、私も食べたんだが身体がムカムカしてくるものがあるね。本当に健康な人が食べると、気分が悪くなったりする。子どもたちがカッカ、カッカする理由がわかりますよ。ご飯を食べんと、ああいうもんばっかり食べるのはいけないですね。これはよくないことですね。こういう食生活もアレルギーに非常に大きく関係するということを覚えてください。

それから先天的な体質もあります。先祖の病歴を聞くと、おじいちゃんも喘息だった、お父さんも喘息だ、私も喘息だといったら、体質的に喘息が起こりやすいというのはあると思います。けれども治療をしていきますとね、一回、二回じゃなく、何回かやって、あるいは予防のためにやると数年単位で体質が変わっていきます。

実は今、内科のお医者さんの治療をしてるんですわ。この人は糖尿病専門の先生ですが、鍼の大ファンでねえ。「私、鍼の方がよう効きます」というから、「あんた、矛盾することやってるな」だなんて言うんです。この人、実はお坊さんでお医者さんなんですよ。

「あんた、なんでこうなるかわかる？　あの世とこの世で儲けようとするからこういうことになるんだよ（笑）」。冗談はさておいて、この人は果物アレルギーがあるんですが、僕の治療を二年半受けて果物アレルギーは治りました。

このように体質みたいのがあっても、根気よく治療で身体のバランスをとっていくと、そういうアレルギーも治るんだという話ですね。体質だ体質だといってあきらめることはない。食べ物、空気、水みたいなものを意識しながら正しい治療をしていくと、体質さえも変わっていくんだということを覚えておいてください。

(4) アレルギー性疾患に鍼灸がどの程度効くのか

① 花粉症

花粉症のメカニズムを簡単に解きましょう。

春先になると草木は上へ伸びます。これは五行のなかの木気が盛んになるためです。そしてさらにストレスが加わると、私たち専門家のなかでは、これを「肝鬱気滞」という状態になるといいます。この肝鬱とはどういうことかというと、西洋医学で言うところのレバーとはちがう、東洋医学の五臓六腑の一つの肝が非常に興奮した状態と考えてください。この興奮状態が続くと、「火」となるということを「化火」といいます。それにより目の痒みがでてきます。

また「肝鬱気滞」から「肺気不宣」へ移行する。これは先程の五行のなかの相生・相克関係から、肝が肺に影響したものと考えてください。その「肺気不宣」によりくしゃみが起きる。

それから飲食不摂生により、五臓のなかの脾の臓が弱る。これを「脾虚」といいます。そこで「脾虚」が起こると、「湿痰・水邪停滞」になる。この脾の臓について簡単に説明すると、脾の臓は食べ物や水分を消化・吸収・運搬する。これらを「運化」といいます。食べ物の運化を「水穀の運化」、水分の方を「水湿の運化」という。この運化がうまくいかなくなると、水が変じて「湿痰」となる。痰がでるとか、いつも唾がわくというような「邪気」に転化していきます。また水があふれていくことを「水邪停滞」といいます。

それから「肝鬱気滞」から「肝気上逆」となる。よく人が怒ると髪の毛が逆立ったといいますね。あれを東洋医学では「肝気上逆」といいます。カアーッと鶏冠《とさか》にきてるわけや。今の子がなんかあるとすぐキレますよね。ちょっとしたことで肝気上逆が起こりやすい。普通なら理性でもって抑えられることが、できなくなる。その「肝気上逆」と「湿痰・水邪停滞」が結びつくと、鼻づまりと鼻水の現象が現れます。

当然、日頃から水分を摂りすぎると、「脾虚」も起こります。私みたいなみずみずしい人は水気をよく摂りますが、なんのことはない、水をよく飲んで単に汗かきということだけなんです(笑)。

以上が花粉症のメカニズムです。私たち専門家はこれにしたがって、これこれに気をつけなさいと養生について教育します。春先に筍みたいな上へ伸びるもんばっか食べるのはよくない。ストレスをためてイライラするな、現代は社会自体がイライラしやすい環境です。だからよけいに笑い飛ばしていかなければならない。笑い飛ばすというのはものすごく大事なことなんです。

第一章で『素問・上古天真論』の「恬惔虚無、真気従之、精神内守、病安従来」を取り上げました。これは心がさっぱりしてわだかまりがない。ところが現代人はあることに執着して、いらんことをぐだぐだ考えてイライラしておる。これが非常に大きく影響しているんですね。

私のところの内弟子に女の子がいますが、この子が花粉症になりやすい。「今年は気象庁の予報だと、花粉症は少ないといわれているのに、私は花粉症がきつくなっている」と言うんです。よく聞くとお父さんが脳梗塞で倒れたと。お父さんを心配していたんですね。彼女の例からも、精神的なことが花粉症に影響していることがわかります。

ですから養生をしてもらいながら、私たちは肝、脾、肺を鍼でもって調整していき、陰陽のバランスをとっていくと治る。ただアレルギーというのはリンパ球が異常に増殖する病気で、マクロファージが一旦反応すると、次はより反応しやすい。再発しやすいのはそのためです。だから根気よく治療して、平生から節制するとだいたい治っていきます。

②喘息

もともと体が弱い先天不足、房事過多(セックス過剰)、それからストレス、外邪、そういったものが病気になる原因です。

先天不足は五臓のなかの腎の陽気が不足する。そして七情の過不足のストレスにより「肝鬱」が起こり、そして「脾虚」が起こる。そうすると「湿痰」が生じてくる。

喘息の発作には「実喘」と「虚喘」というのがあって、息を吐きだすのがむずかしい状態を実喘、吸うのがむずかしい状態を虚喘といいます。実喘の「肺気不宣」が皮膚に影響すると、アレルギー性皮膚炎に関連してきます。

このことは裏返せば、皮膚に起こった病だからといって皮膚だけ治すと、今度は喘息が起こってくるということです。東洋医学では全体のアンバランスにより病気が起こると考えているのだけれども、局部や表面だけを強引に治そうとすると喘息が起きやすくなるんです。

③アトピー性皮膚炎

病因として空気と水、食物の汚染、七情の過不足があります。さまざまな内熱原因とは、酒を飲みすぎたり、サウナに入ってまったく水を飲まないとかね。あときつい便秘もあります。

「先生、便秘です」という患者のおばあさんに「だからクソババアなんだ(笑)」とよく言いますが、便秘を起こすのは内熱がこもるんですね。必要なものを取り入れて要らないものを出すという物質代謝の一番大事な部分が排便なんですよ。便秘は内熱を起こしやすいということを覚えてください。だから、アトピーはまず便秘を治さなければダメですね。便秘になって汗をかきづらいというのが特徴なんですよ。それから飲食不摂生がある。

空気や水の汚染は皮痺(皮膚)・粘膜を過敏にします。リンパ球が異常に増殖して免疫反応を起こしてくるんです。その反応が皮膚にでているんですよね。だから皮膚だけ治そうだなんて、とんでもないことです。

身体の排泄機能と空気をよくしないとだめですね。これは一人ではできない問題です。だから空気・水・食べ物は皆でよくするようにしないといけません。

東洋医学では、ストレスから「肝鬱気滞・化火」が起こり、今度は「火」から「風《ふう》」が生ずるといいます。火を炊くとそこに風が起こる。火が極まると風が生じます。おもしろいですね、東洋医学独特の考え方なんですね。

「肝鬱」と「風」が肺気の不調を引き起こす。そして内熱も肺気の失調を引き起こす。

飲食不摂生から「脾虚湿盛」となり、「水湿」の邪気が肺気の失調を引き起こす。

東洋医学では肺の臓と皮膚は密接の関係があると考えられています。風邪を引きやすい子どもや呼吸器が弱い子どもに乾布摩擦をやらせると、よくなったという話がありますね。あれは皮膚を鍛えて肺の臓をよくするんです。だから肺気の失調が起きると皮膚に発病する。そして皮膚だけを治そうとすると肺気にも影響が及んで喘息の発作が起きる。

だいたいこれがアトピー性皮膚炎のメカニズムです。こうしてみると、アトピーと喘息が密接にかかわってるのがわかります。

西洋医学ではアトピー性皮膚炎は皮膚科ですが、東洋医学からみますと内科なんですよ。内から治して邪気を取り除くということが根本にならなければならないのです。

2. 自己免疫疾患(リウマチ・エリテマトーデスなど)やがんに対する鍼灸の効果

自己免疫疾患をご存知でしょうか？　今まで説明してきた免疫というのは身体の外の異物が入ってきて反応するんでしたよね。ところが自己免疫疾患は自分の身体のある部分に勝手に反応して、免疫反応が過剰に起こるんですよ。西洋医学では膠原病とか、全身の関節に炎症が起きるリウマチとか、あちこち全身に炎症反応が起きるエリテマトーデスなどが自己免疫疾患といわれます。こういったものもストレスが中心です。

私はリウマチをいろいろ治してきたわけですが、むずかしいのもあります。ステロイドで抑えられているのはなかなか治しづらいですね。ステロイドを離脱させるだけでものすごく時間がかかります。急に止めますとリバウンドといって、今までなかった症状が急激に出て以前より悪化する。これは生体が治るプロセスの一つであるけれども、患者さんがそれに耐えられないということがあるんです。

リウマチも私が25、26歳のときは治せなくて非常に苦労したんですよ。ところがある患者さんが肩こりということで治療しとって、

「あんた、昔何か病気したん?」

「実はリウマチで…」

「あんた、リウマチでないやん」

「先生、おかげ様で助けてもらいました」

「なんのことや?」というと、「ある神さんを信仰したら治った」というんですよ。

それを聞いて私は、「これや!」と思いました。

「ハハーン。心の病が大きく関係するな」ということで研究しとったら鍼でどんどん治るようになったんですよ。リウマチはものすごく心の病と関連がありますね。皆さん聞いたことがあるかもしれませんが、お産の後、身体が弱ったときに神経を使うと、リウマチが起こりやすくなります。リウマチは男性より女性に多いといわれています。治療には非常に根気がいりますね。いろいろな方法を使って患者さんの苦痛をとってあげることから始めるんですね。ちょっとでも痛みをとってまずは信用してもらえるようにします。鍼を続けられないことには治療ができないから、苦痛をとってあげることに一生懸命になります。もちろん対処療法ではなく根本療法ですよ。

このタイプの患者さんはねちっこい人が多く、何か思い込むとそのことばっかり考えている。だめだよといっても、また考えている。そういう心の問題が深くかかわるから、まあ薬や注射で治るわけない。ですから根本をわかって、ストレスをとっていかなあかん。過去にしがみついてもどうにもならん、というようなことを話して聞かさないといかんですな。それもむずかしい話ではダメですよ。冗談を言いつつね。

「先生手足が曲がってしまって」「いいじゃない、手足曲がっても。根性曲がったのはなかなか治らんで(笑)」。そういう話をしながら、本人の気持ちを徐々に変えていくんですね。これはものすごく時間がかかります。こっちの体力がかなり消耗して疲れるぐらいです。だけども根気よくやる。大変なことですが、患者さんにこうだよという誠意をみせなあかんのです。時間がかかっても少しずつ治っていきます。

いよいよがんの話に入っていくわけですが、がんは治ります。全部が全部治せるかといったらそうはいかないけど、治った例があります。一例を挙げますと、80歳のおばあちゃんが、7〜8年前、子宮がんの第二期で、全摘をやってそれ以後半年経って恥骨結合にがんができたんですね。病院に行ったら、抗がん剤をだされて放射線治療をやろうかといわれてしんどくなって逃げだしてきた。「なんとか助けてくれ」「あんた、病院行っているのに、逃げだしたらあかんやない」「でも助けてくれ」「知らんよ、死んでも」というわけで治療を始めたら、あれから7〜8年、今はなんともないですな。

他にもいくつかあります。患者さんの気持ちが定まらなかったり、不安がったり、どっちに行こうかと迷っていることでは治せませんね。一番大事なのは人間は一度死ぬということを頭の芯まで分かってもらうということなんです。「がんは恐い、恐い」と思うと免疫は弱り、がんはよろこんで活発化しちゃうんです。

「あんた、一回死ぬんやから居直ってごらんよ」と。この前もお話したように、「私たちは運命という大きな船の上に乗っているのだから。ただ嵐や風が来ると船は揺れますよ。揺れるけど安心しときなさい。運命という船は絶対沈没しない」という話をしながらちょっとずつ安心感を与えます。そして安心しきって、私の手の内に入ってきたら快方に向かいます。

仮に最悪の場合でも死ぬときに気持ちよく死ねる、という患者さんもおります。この患者さんはカルチノイド腫瘍の肝臓がんで、いろいろ手を打ってもダメだったんですが、鍼治療するとまず苦痛がないんですよ。モルヒネをほぼ使わない。

亡くなる半日前に往診しまして「どうですか?」と聞くと「先生気持ちいいんや、鍼と灸をやってもらって気持ちいいんや」「あと何かしてもらいたいことは?」「せっかく気持ちようとしているのに、周辺がオロオロ泣いてうるさいからよその部屋に連れていってくれ」と、その半日後にパタッと亡くなった。この患者さんのように全く苦痛がないという例もあるんです。

このことは何を意味するかというと、免疫系が大きく働く。東洋医学でいうと正気ですね。邪気に対応する正気がしっかりしておれば、たいていの病気が克服できるし、たとえがんであっても苦痛なしに最期を迎えられる。がんの末期といったら、恐ろしいことと思うでしょ。管突っ込まれて、モルヒネして。あれは痛みを止めているというより、ただ眠らせてるだけですよ。本当は本人は痛いと言いたいのかもしれないけれども、言えない状況にしているんですよ。だから周辺の者は痛いと言わないから安心だと、眠ったような状態で死ねたと。だけど私はちがうと思うんですね。本当に人間が安心して死ぬということはそんなに苦痛じゃないですよ。

もうひとつ言いたいのは、東洋医学では人間の身体を完成品と考えている。西洋医学では不完全だと思っているから、足らんかったら補い、要らんものができたら取り除くという発想です。東洋医学の場合は大宇宙と同じように完成された存在だから、もしそこに異変があるなら歪みがあるから、その歪みを正してやればいい。そういう立場に立つと病気で死ぬというのは非常に意味があるし、苦痛なしに生きられることもあるわけですよ。

多分皆さんが一番恐いと考えている病気はがんでしょうけど、実際はがんは恐くないんだ、と思い込むほうがいい！　これは非常に大事なことなんです。病気をしたらいかん、健康でなきゃいかん、一番初めにいいましたね、健康オタクは病気なんですよ。

私たちは生きていくうえで無意識で生きていかなければならん。私たちは「生活」といっております。これは「イキイキ」と読みます。

とらわれていちゃいかん、毎日をどうやって楽しく生きていけるかを考えればいい。そういうことが非常に重要なんです。病気の予防にもなるし、病気になっても早く回復するはずだ、と私は考えております。まあ、そりゃいろんなことありますけどねえ。暗い方ばっかりみていたら暗くなるけども、明るい方もあるんだよ、絶対。真っ暗ということはないんです、人間が生きている限り。

私も60年以上生きてきたけれども、どうやらそういうことらしい。だからどっちかというと居直って明るく、どうせ死ぬという気持ちでね、イキイキと楽しく生活する。私の場合、鍼をもって毎日趣味でやっているんです。なんかおかしいね。患者さんは趣味で治されているんかと。実際楽しいんですよ。東洋医学という世界に非常に興味をもっているんです。

次に陰陽論の話をしますが、この考え方が非常に優れているんですね。それに惚れたから、鍼を40年間飽きずにやっております。私はもともと飽き症でね、何をやっても徹底できなかったけども、鍼だけはどうも飽きませんな。ついでに言っておきますけども、馬術も飽きませんな。このふたつを合わせて〝鍼馬《しんば》一体〟と申します(笑)。

第4章 東洋医学の陰陽論〔太極陰陽〕

1. ものごとには二面性がある

(1) 姫ダルマの論

ある奥さんが来院されたときのことです。その奥さんは色が白くて非常にきれいな人でしたが、ものすごく肥えておられたのです。そこで私は「貴女は姫ダルマだな」と言ったんです。その奥さんは家に帰って旦那さんに聞くんですね、「先生は私を姫ダルマだとおっしゃった。お父さん、それは私を褒めたんだろうか、それとも腐したのだろうか?」。そしたら旦那さんは「それは両面を言ったんだ、腐した部分もあるし褒めた部分もあるだろう」と。

なかなか見事な解析です。ものごとにはやはり二面性があるという本章のポイントになりますね。

(2) 男女と書いて〝ひと〟と読む

『自然真営道』を著した安藤昌益[※1]は、男女と書いて〝ひと〟と読みました。彼は、人は二つの性に

(※1) 安藤昌益(1703〜1762年) 江戸時代の医者。哲学者

分かれているんだけれども、本当は一つなんだといいたかったんですね。本当の人ってのは男と女をもって、一つの存在だと彼はいいたかった。人というのは男女がペアになって、ものごとの二面性を説いているわけなんですね。

ものごとの二面性というのはいくつかあります。皆さんはあの人は良い人だ、あの人は悪い人だとよくいいます。しかし、よく考えてみると自分にとってプラスになる人を良い人だ、自分にとってマイナスになる人は悪い人だといっているんではないだろうか。もちろん、道徳的な意味での良い人、悪い人など、いろいろな評価基準があるんですが、いずれにしても良い悪いの両面があるんですね。

たとえば私にとって悪い人であっても、全面的に悪い人かといえばそうではないんです。私が悪いことをすることによって、そういう悪い面があるのかと知り、世の中こういう悪いことする人間がおるから気をつけないといけないと気づく、という一面があるとするならば、それはそれで良い面もあるということになるのではと考えます。

ものごとにはあらゆる面で両面があるということ、これはすごい知恵だと思います。

(3) 草木の存在

草木の根っこは下にあって上は枝葉になります。これは小学校のときに理科の授業で学びましたね。向日性と背日性ということ。枝葉のほうは太陽に向かって生えていきます。根っこの方は暗くてジメジメした方向に生えていきます。なんでだろうか？　それは草木一つにも陰陽があるからです。

つまり枝葉の方は陽に向かって伸びていく、つまり陰ですね。暗くて地中に向かうのは背日性ですね。これは陽だから陰を求めて動く。あとから述べますように「陰は陽を求め、陽は陰を求める」、一つの磁石の法則が働いている、おもしろいですね。

たとえば、春に芽がでてくる筍は、上へ上へ伸びてくる。筍の先の部分ばかり食べていると気が上へ上がると言いましたが、上へのぼせるということでは陽なんだけれど、筍の先の陰が極まっている陽の部分を食べているわけです。

それからわらびとか、ぜんまい、たらの芽、これらすべて陰が極まっている陽の部分なんです。季節のものを少しは食べてもかまいませんが、これらばかり食べているとあかん、むしろ根っこの部分を食べないといかん。あるいは、野菜であれば根っこと葉っぱの両方を食べるべきなんです。しかし、この頃は大根の葉っぱなどはきれいに切り取られて売っている。よけいなことしてるでしょう。とんでもないことなんです。葉っぱの部分と根っこの部分をいっしょに摂ることで、陰陽のバランスをとるべきなんです。

こうしてみると草木一つでも根っこの部分と枝葉の部分で陰陽の対をなして一体なんですね。実は食べ物養生に徹するのは大切なことなんです。いろいろなサプリメントが出回っているけれども、そういう発想からすると
とんでもない話です。陰だったら陰、陽だったら陽だけのある部分だけを抽出している。それはおかしいんですよ、だってバランスがとれていないですよね。このことを頭に入れておいてください。

(4) もののあり様を理解する

哲学では存在と認識ということ、ものの存在には草木一つでも根っこと枝葉があり、紙一枚にも表と裏がある。このように、すべてのものは二面性から成り立つ存在であるということです。私たちがそれを理解するときは必ず両面で理解しなければなりません。

世界中でいろいろな問題が起こっていますが、東洋医学にはものを分析する知恵がたくさんあります。この知恵を今、この世の中で使うとものすごく力になります。東洋医学を知ったことで、なぜこのようなおかしな現象が起こっているのかが説明できるんです。

次に、もののあり様を理解するためには陰陽の考え方が必要なんだということをお話しします。

(5) ことわざにみる陰陽

「遠きて近きは男女の仲」、「獅子身中の虫」、「急がば回れ」、これらは全部陰陽なんですよ。ことわざとはものすごく時間をかけてできた知恵で、そのなかに陰陽の真理が入っているんです。

たとえば「遠きて近きは男女の仲」。一見、よそよそしくしているみたいですが、陰は陽を求め陽は陰を求むという陰陽の性質からして、遠いわけがないんですよ、必ず近いはずなんです。そのような眼をもつことが必要ということです。

また、「獅子身中の虫」ということわざがあります。これは、お釈迦様が説いた言葉に対してそれを妨害する人がいる。だからこれは獅子、ライオンのように力をもった者でも、そのなかに必ず異端者がおるということなんです。これからお話する陰陽のなかの「陽中の陰」、「陰中の陽」という陰陽の矛盾性を説いているんです。

「これはこうだよ」と説いたとしても反対の側面をもっているわけなんです。逆にいえば、ものの存在はある側面をもっていると同時に反対の側面をもっていないといけないということなんです。

たとえば私もこうしてお話していいます。皆さんにはいかにも自信があるように思われるかもしれませんが、実は自信がないんです。自信のなかに謙虚さがある。私は自慢垂れですが、実際は謙虚なんですよ。「陽中の陰」、「陰中の陽」と常に矛盾性をもっていること、これが本来の陰陽の姿なんです。このことに気づかずに、「俺は完璧だ」と思う人はとんでもないまちがいなんです。

私の治療所に、ある新興宗教の教祖が来ましてね、「私は予知夢をみる名人だ」という。私が悪いところがあるかと尋ねたら「肩こりだから治してくれ」と言う。私は「肩こりどころかあなたの根性を治さんといかん。なんでかというと、予知夢という普通の人ができないことができるんだから、あなたは狂っているぞ」と。そしたら「それはちがう。ワシは修行して予知夢ができるようになったんだから、ちがうんだ」と。私は背中の肝兪というところに鍼を打った。それから夢をみなくなったという。

「あんたのおかげで予知夢をみなくなった、能力がなくなった」と。「それみなさい！　それは修行のせいじゃない、病気だからだ」と。こういうおもしろい経験をしたわけですが、「獅子身中の虫」、わかりましたか？　陰陽の矛盾性がある。必ず正しいことをしても反対の意見がある、これは重要なことであり、それから学ぶべきことがあるんです。

それから「急がば回れ」。これは昔からいいます、でも今はいわなくなったね。「急がば急げ」っていうのが今の時代なんです。昔とちがうんですよ。たとえば電話は人間の音声を電気信号に変えて、そして電話にでた人に対して電気信号からまた音の波に変えて聞こえる。ここで私がどんなに大きな声をだしても、せいぜい五百人位にしか聞えないはずです。この前も百人近くの前で約三時間話した。すごい馬力ですが、所詮は限界がある。だけど電気信号に変えて、また音波に戻す一種の屈折ですね。そうすると世界中に私の声が届く。この屈折の論理が陰陽の一つの法則です。おもしろいですね、一回クッションをおく。だからある人に自分の気持ちを告げたいとき、別の人に「こういう気持ちなんだけどちょっと聞いてみてくれ」とやってるじゃないですか。これも一つの屈折ですよ。直接言うと差し障りがあるから一回屈折させるんです。これも陰陽の知恵の一つですね。

2. 東洋医学にとって陰陽論のもつ意味

『素問・陰陽応象大論』に、「**陰陽者、天地之道也、萬物之綱紀、變化之父母、生殺之本始、神明之府也、治病必求於本**」とあります。そこでは陰陽という概念は、天地自然の法則道理であり、あらゆるものの規約であり、萬物万象の変化の大本であり、一切の生成滅亡の基本とある。摩訶不思議な存在である。あらゆる病を治す原理となる。私たち凡人には摩訶不思議であるけれども聖人君子には当然のことである。そのことは『易経』[※2]の中の『繫辞伝』に聖人といわれる優れた人たちは陰陽を自ら理解して使うことができるとある。

一般庶民はどうかというと、本当は陰陽のなかに生きて陰陽を使いながら生活しているんだが、そのことを意識しないだけだ、と書いてあるんですね。これはすごい教えですね。

たとえば農家の人たちは一生懸命農作業をする。それは陰陽を利用しながら陰陽的に、自然の生活を生きているんです。だから普通のものには無意識にしているが、実は陰陽の働きがあるということなんですね。陰陽概念はものの存在、そしてこれを理解するに必須の事柄、先程述べたようにものの存在と認識です。さらに陰陽の問題は病そのものであり、これを認識するには絶対必要である。

つまり気の歪み、陰陽の狂いこそ病気なんだからそれを理解することが病そのものを治す秘訣だと、

（※2）『易経』
古代中国における易占を後世の儒学者などが解釈・体系化し、五経の一つとなっている

こういうことなんですね。

3．陰陽論の発生と易

『淮南子』の宇宙生成論、日本では『日本書紀』のなかで、宇宙のできる形式をいろいろといってますが、結局『淮南子』の説をどうも敷衍《ふえん》しているみたいですね。もう一回復習しますと、まず宇宙ができる前、空虚なる世界、そこへ「気」というエネルギーが生じた。そして、気のなかで澄んで軽いものは昇って天となる。濁って重いものは下って地となる。そしてこの天と地がお互いに作用し合って一切のものを生じたという。この『淮南子』というのは儒教と道教の宇宙観を説いた書物だといわれております。

(1) 易占と易経

いよいよ易の話をします。易、ご存じでしょう。道頓堀とかで易者さんが台をだして、手をみせてくださいってやっていますね。実はこの『陰陽論』の淵源は『易経』という本から起こってるんですね。英語では『book of changes』という書名、つまり変化の書です。これにはショックを受けたんです。私が教えにいってる学校にカリフォルニア州のサンタバーバラ校の大学院生が見学にきたんですよ。彼らに鍼を本格的に勉強するには易を勉強しないとだめだよと言ったんです。驚くことなかれ、学生は「イーチンだ、イーチンだ」というんですね。中国語で『易経』は『イーチン』といいます。彼らは私がこれから述べる先天易と後天易の話を知ってるんですね。専門家の鍼の先生が知らない話を知っているんです。彼らは東洋文化にものすごく興味をもっていて、こういったことに非常に詳しいんです。私も負けてはならんと皆さんに易の話をします。でも易の話をするといっても占いではなく易の哲学のことです。では易占と易はどういう関係にあるかということからお話を進めていきます。

古代の中国に亀甲占いというものがありますがご存知でしょうか。亀の甲羅をはいで裏から熱した棒を当てます。そうすると「ボクッ」と音がして皹《ひび》が入ります。その皹が良い皹か悪い皹か、吉か凶か良いか悪いかということをやっていたんですね。甲骨文字のなかにこういった占いが既に入っていたんですね。「今日、占う。雨降るや…」と甲骨文字で書いてあるんですよ。甲骨文字に雨が降った降らなかったということがちゃんと記録されているんですね。この甲骨文字は多くの占いと宗教に使われていたということが、白川静先生の文字の研究で明らかにされています。

そういうわけで最初は偶然にでてくる吉と凶というものがあったわけですね。それがやがて中国の「めどき」という草の一種ですけれども、皆さんがご存知の筮竹《ぜいちく》、易者さんがガラガラやっていますね、あれは51本あるんですよ、51本のなかの一本を太極としてぱっと前に置く。動いたら太極が動くので絶対動いちゃならん。そして、後の50本をガラガラなんやらいいながらパッと右左に分ける。そうすると奇数と偶数に分かれます。そういうことでしだいに占いが数理哲学、数によってものを考えるようになるんですね。最初は偶然だったものが人間の知恵によって分類されていくんですね。同じ占いでも意味が変わっていくんです。

(2) 農耕民族の自然観察

一つの占いが変わっていく過程のなかに農耕民族の自然観察があります。農耕民族というのはご存知のように農耕しかしないし、やれない。しかも豊かな緑のあるところで農耕をやります。だから天を拝むし地も拝む。そして万物を拝む、これを多神教といいます。アメリカのブッシュ大統領がやったイラク戦争なんか、まるで西部劇の世界ですな。俺は正しい、おまえはまちがっているという、いわば一神教であり、これは狩猟民族からでたといわれております。

考えてみれば踊り一つでもそうだね、日本の踊りなんかは典型的で、大地から足を離さない。能でも狂言でもそうですね。ところが狩猟民族は飛び上がったり派手に踊る。しかもリズムがちがう。踊りという文化一つでも民族の考え方が反映している。そういうわけで種をまいて収穫するにはまず自然の移ろい、観察が必要である。それは大地における草木や太陽と月の観測が必要だということなんです。

ちなみに「八卦」といいますけれども、八卦の卦は日時計の観察を意味するんですね。「卦」。ほら「卜《ぼく》」という字がでたでしょう。そしてこちら「圭」。土を二つ書いて塀という意味なんです。お日様がサンサンと照ると大地に影ができる。その影をみて今は何時だと時間を知る。そして夏至になると一番陽が勝って陰が負けるから日陰が少ない。冬至になると陰が勝って陽が負けるから日陰が一番長くなる。それで今は冬だ、夏だ、今は何時だと全部知ってたんですね。

星座の観察、和漢三才図会(図1)という1700年代の百科事典に北斗七星が書いてある。この北斗七星を夜の八時になったら観測する。北斗七星の柄杓がどっちを向いているか、北を向いていれば真冬、南を向けば夏です。柄杓の動きで時間を知っているんです。これを「斗綱建月法」といいます。このやり方は現代の天文学の理論とほとんど一致します。これが2500年前のことですよ。今の天文学とほとんど誤差がない。すごい知恵です。

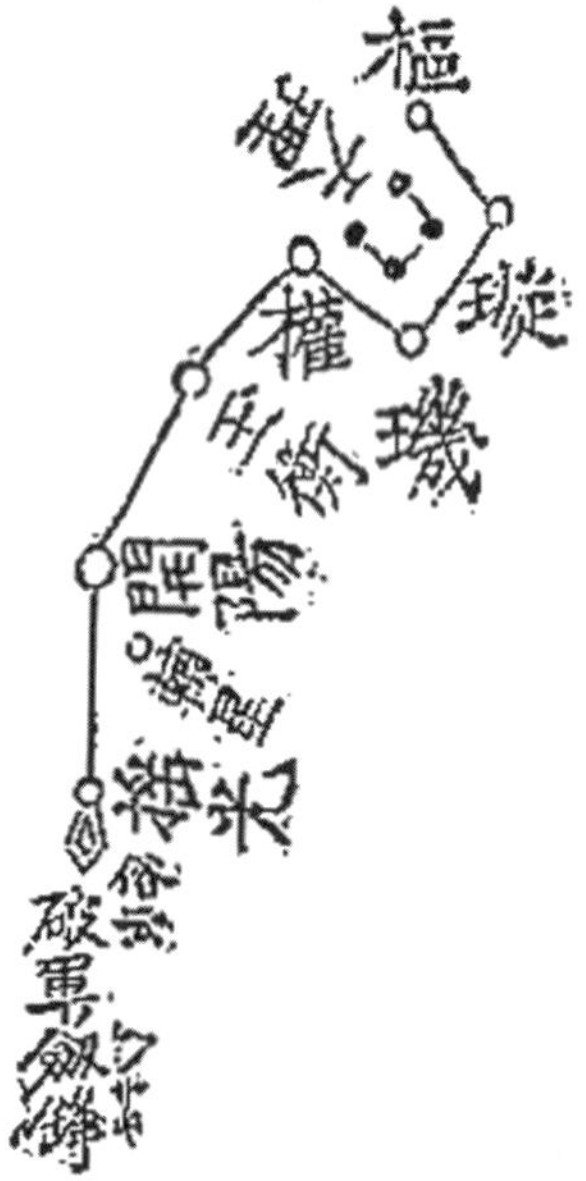

図1　和漢三才図会の北斗

これらがみな農耕民族の自然観察からでたということが重要なんですね。もちろん、狩猟にも時期があるんですよ。その獲物がどこで、どの時期にいるかというのがあるんだけれども、農耕民族ほど深刻じゃない。農耕民族はいつ種をまいて、いつ収穫するか、いつ台風が来るのかということを知っておかないとだめじゃないですか。そういう意味で、農耕民族には自然観察に対して非常に鋭いものがあったと指摘しておきたいと思います。

(3) 繋辞伝

易哲学の『易経』というのは儒教のなかの四書五経の経典の一種です。易を勉強していればこの人生を無駄にしないだろうといっております。それぐらいすごい哲学書であると指摘しております。

『易経』のなかの『繋辞伝《けいじでん》』の一部を紹介します。

「易興天地準、故能弥綸天地之道、仰以観於天文、俯以察于地理」

易は天地に準《なぞら》えてできたものである。天地の道はあまねく全部を包み込んでいるということです。上を向いて太陽、月の動きを観察するし、大地をみて大地がどのように変化をするか研究する。そういう天地自然の法則性を探ることによって易ができたのです。これはすごい知恵です。単なる占いに始まって徐々に哲学的な発想をもってきたということがわかります。

(4) 易の三つの真理

お釈迦様の教えのなかに四諦《したい》という四つの真理があります。

易にも三つの真理があります。まず世の中一切のものは変化する。これを〝変易〟という。ギリシアの哲学者ヘラクレイトス[※3]は「万物は変化する」といっています。インドの釈迦は「無常である」、「一切同じであるはずがなく、必ず変化する」といっております。易もすべては変化するといっております。ただこれから先がちがうんですね、変化する中に変化せざる原理がある。これはギリシャの哲学者もいっていない。変化する中に変化せざる原理がある、これを変わらざる真理といって〝不易〟という。そして簡単明瞭な陰と陽から成り立つものを〝簡易〟といいます。

変易、不易、簡易。すべて変化するんだが、単に変化するんじゃなくて意味があって変化するといっているんですね。変化規律があることを論じたということはそれだけですごい知恵です。次にどうな

(※3)
ヘラクレイトス
(前540?～480?年)
ギリシャの哲学者。
自然哲学者

るかということが読めるわけです。

だから医学に応用できるんです。今こういう症状だから次はこういう症状になると読めるから、「これから何に気をつけなさいとか、次はこうなるからもう大丈夫だよ」という理論になっていくわけです。いわば因果律を認めていくわけです。

(5) 太極図

韓国の国旗のことを太極旗(図2)といいます。別に韓国を宣伝しているわけじゃないんですが、韓国という国は儒教の国だから、易をものすごく重要視するんです。一見単純な図なんですが、あらゆる法則性を含んでいます。十二の法則性がこの図からでてくるんです。みなさんわかりますか、このなかに十二の法則が隠れているんです。簡単に覚えてください。

図3をごらんください。白い魚と黒い魚が抱き合ってるんだと、こういう理解、おもしろいですね。白い魚には黒い目玉が黒い魚には白い目玉がついている。もう賢い人は気づいたと思います。陽中の陰、陰中の陽と、すでにこの図のなかに現れているんです。これを太極図といいます、覚えておいてください。

(6) 太極〜八卦

空虚なところから気というのが存在して天地に分かれると述べてきましたが、気が発生した大本を「太極」といいます。大本ですね。図4はちょっとむずかしいかもしれませんが、これは易者さんが使う算木です。

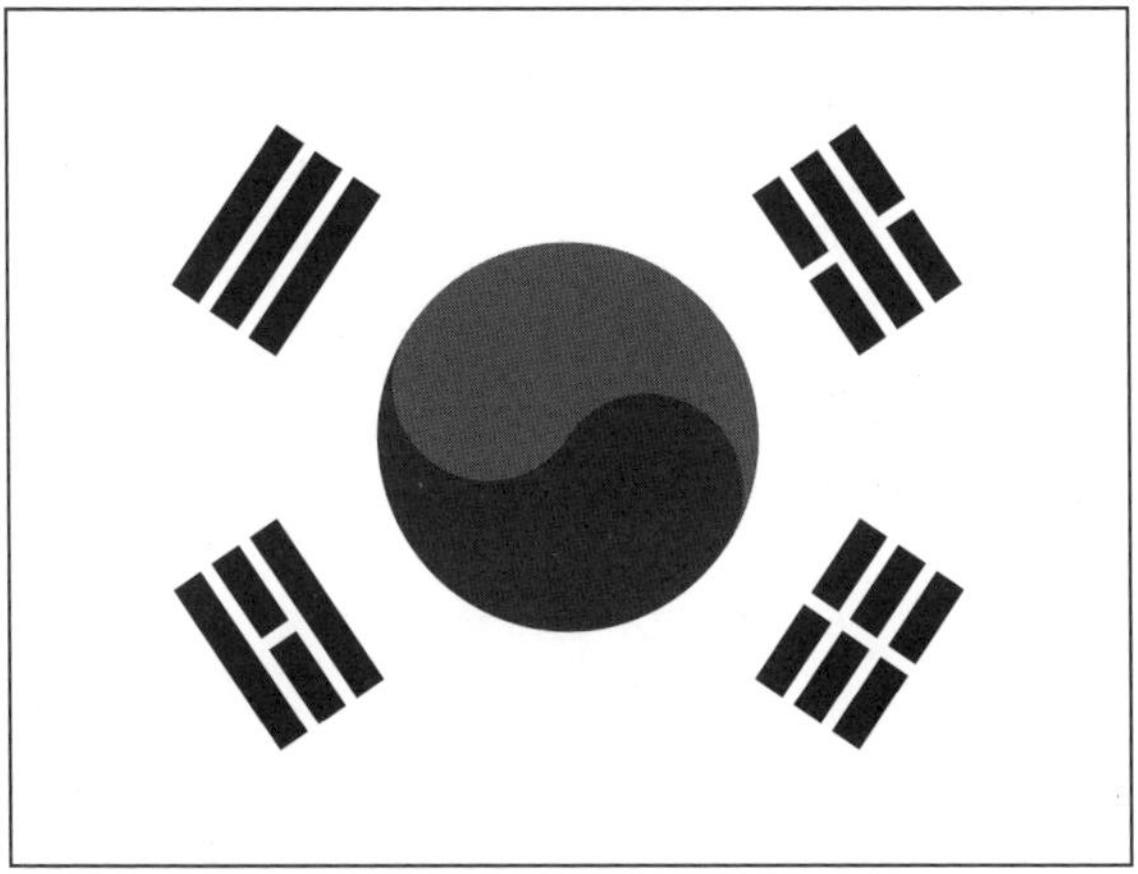

図 2　太極旗

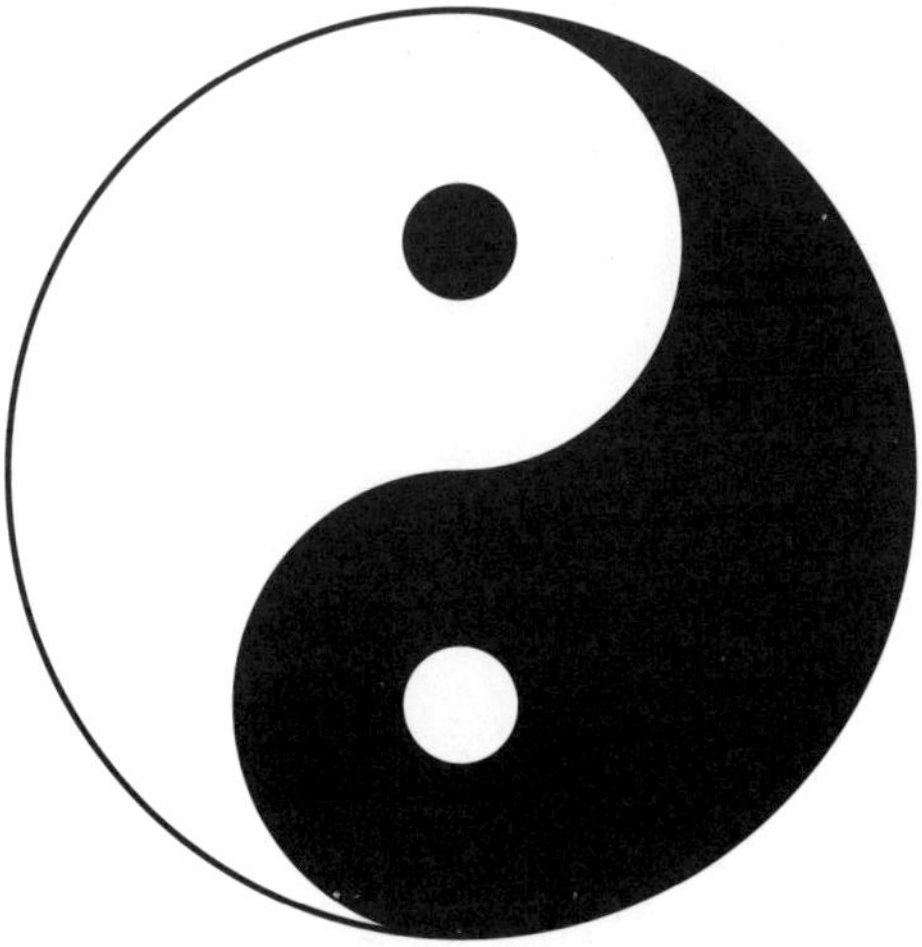

図 3　太極図

これは〈䷓〉だから危険な卦である、〈䷒〉だから安全であるという風にやりますね。これを全部算木でしているんですね、なんのことはない計算の算です。覚えてください。そのなかでこういう真ん中が切れた〈⚋〉を、弱いから陰だとして女性を意味します。つながった〈⚊〉は強いから陽だとして男性を意味します。

このように太極から陰と陽がでてきます。これを陰陽両儀といいます。そして同じパターンをくり返します。陽中の陽と陽中の陰に分かれます。そして陰中の陰と陰中の陽に分かれていきます。そしてこれがさらに分かれると八卦にいきます、坤・艮・坎・巽・震・離・兌・乾。別名、天・沢・火・雷・風・水・山・地と、八つの自然界における要素に分けていきます。

八卦を二つ重ねると8×8で六十四卦となり、それによりあらゆる事象を全部説明していきます。易が発生する過程では何千と割ったことがあるんです。そうすると非常にややこしくなるので、8×8の64卦で終わりといわれております。

そして重要なことは太極から四象までは形而上といいます。八卦は形而下といい、すなわち眼にみえる形を成したものをいいます。眼にみえない世界、大本の方を形而上といい、よく哲学などでいわれる形而上学はここからきたんですね。ここで話しているのは形而下なんです。

(7) 六十四卦

図5は六十四卦消息図です。むずかしい図にみえますが、8×8で六十四卦は時間と空間における陰陽のバランス、絶対調和を示しています。夏至のところをみるとですね、初爻・一爻・二爻・三爻・四爻・五爻・六爻と、全部陽です。冬至は六個とも黒で陰です。このように全部陰、陽、陰、陽と組

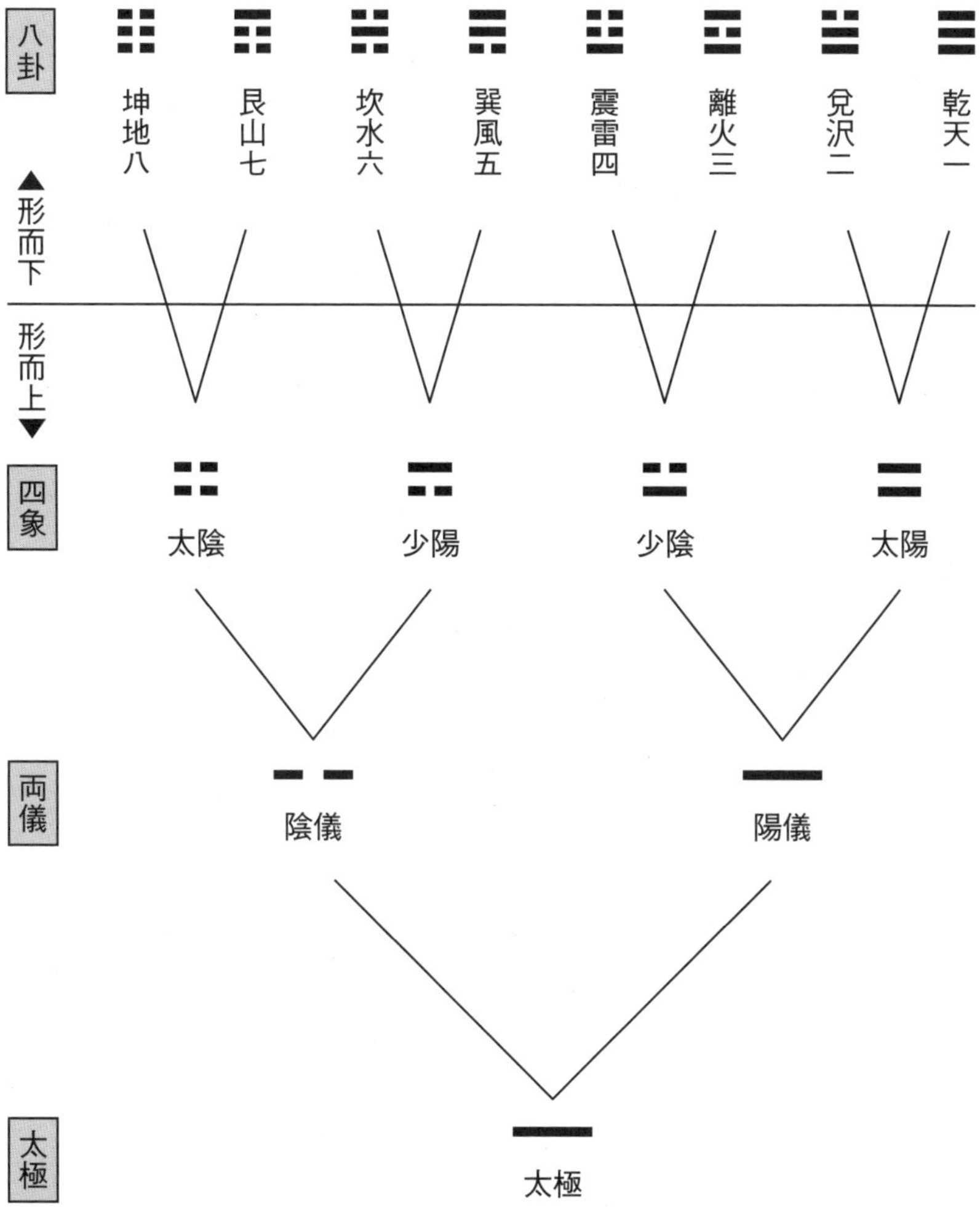
八卦
坤地八
艮山七
坎水六
巽風五
震雷四
離火三
兌沢二
乾天一
形而下
形而上
四象
太陰
少陽
少陰
太陽
両儀
陰儀
陽儀
太極
太極

図4　太極～八卦

み合わせて一切の陰陽、時間と空間の配列を陰陽で組み合わせて示した図です。驚くことなかれ、近代の哲学者ライプニッツ[※4]がこの図から、「あっ！」と発見したわけですね。コンピューターの「0と1の原理」、いわゆる「二進法」を発見したといわれております。すごいですね、2500年前の原理から現代の最新機器であるコンピューターが生まれたわけです。

東洋の知恵というのはすごいものですね。それくらいすごい知恵で治療をしているから病気が治るんですね。治って当たり前なんです。ちなみにこの「ゼロイチ」は太極の円が抜けている。ファジーという言葉がありますが、陰陽のなかの計算できる部分がファジーです。

しかしそれだけでは偶然性が説明できないでしょう。それは『陰陽論』ではあっても、私がいう『太極陰陽論』ではないんです。とにかく陰陽の配列の図によってコンピューターが生まれたわけです。

(8) 河図と洛書

私の大好きな図ができました。これはね、河図《かと》(図6)・洛書《らくしょ》(図7)といって先天易・後天易といいます。一種の数学といえるんですね。

この河図ができた由来はいろいろあるんですよ。怪しげな湖からできた龍の背中に書いてあったという説もあるんです。これを理解する場合、まず白と黒の碁石だと思ってください。白と黒はそのまま、白は陽で黒は陰です。この河図ですが、北に一つ白がありますね、これは「天一水《てんいつみず》を生ず」と読みます。それから相対して南に黒が二つありますね、南は五行でいうと「火」ですから「地二火《ちにひ》を生ず」といいます。東は「木《き》、木《もく》」です、「天三木《てんさんもく》を生ず」。西、これは「金」ですね、「地四金《ちしかね》を生ず」。真ん中は、「天五土《てんごつち》を生ず」と読みます。これを生ずる数《かず》だから生数《しょうすう》といいます。

(※4)
G・ライプニッツ
(1646〜1716年)
ドイツ。哲学者。数学者

伏羲六十四卦方位図

坤(地)	艮(山)	坎(水)	巽(風)	震(雷)	離(火)	兌(沢)	乾(天)	上卦／下卦
地天泰	山天大畜	水天需	風天小畜	雷天大壮	火天大有	沢天夬	乾為天	乾(天)
地沢臨	山沢損	水沢節	風沢中孚	雷沢帰妹	火沢睽	兌為沢	天沢履	兌(沢)
地火明夷	山火賁	水火既済	風火家人	雷火豊	離為火	沢火革	天火同人	離(火)
地雷復	山雷頤	水雷屯	風雷益	震為雷	火雷噬嗑	沢雷随	天雷无妄	震(雷)
地風升	山風蠱	水風井	巽為風	雷風恒	火風鼎	沢風大過	天風姤	巽(風)
地水師	山水蒙	坎為水	風水渙	雷水解	火水未済	沢水困	天水訟	坎(水)
地山謙	艮為山	水山蹇	風山漸	雷山小過	火山旅	沢山咸	天山遯	艮(山)
坤為地	山地剥	水地比	風地観	雷地豫	火地晋	沢地萃	天地否	坤(地)

図５　六十四卦消息図

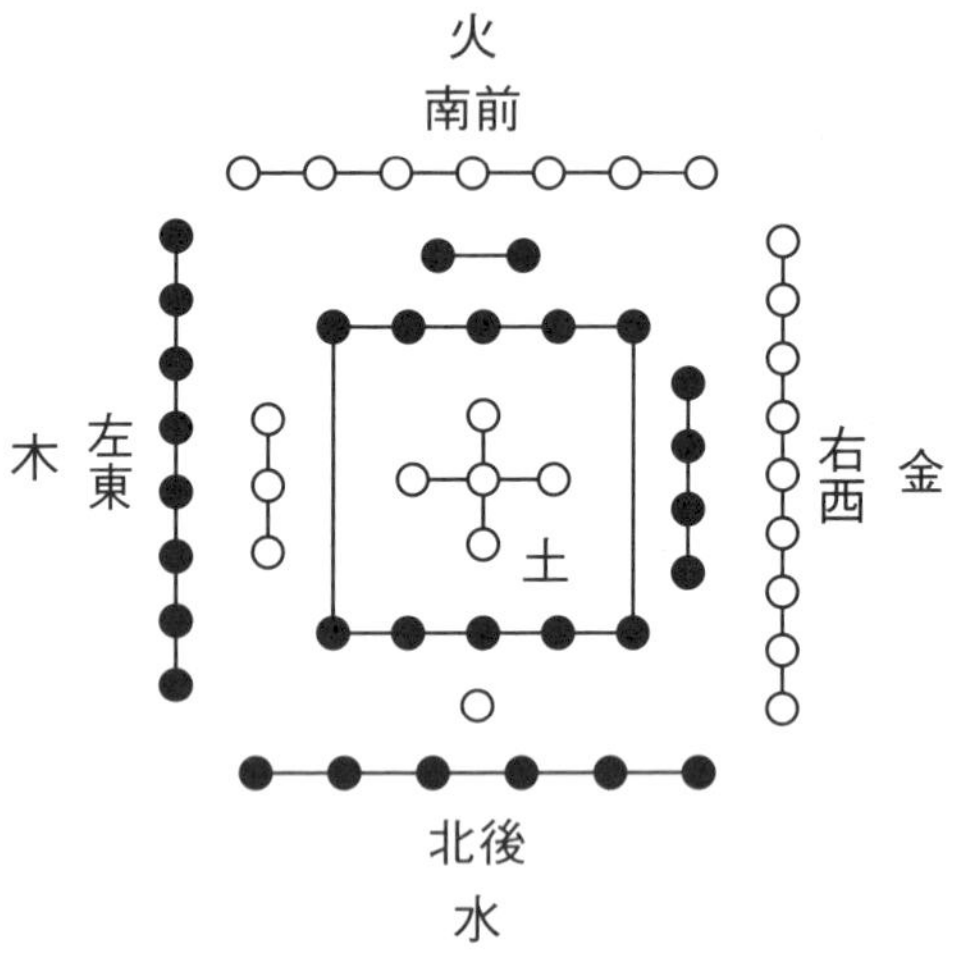

図6　河図

それから同じことをくり返していきます。「地六これを成し、地七火を成す」、同じことくり返して成る数、成数《せいすう》、ものごとには必ず発生と生長があります。これらは生、成ですね。これらは何を意味するんだろうかと考えますと〈水→火→木→金→土〉こういうふうに生じていきますね。水から火、火から木、木から金、金から土、無形なものから有形な世の中が生ずるといっています。

天文学を勉強されると渦巻きの状態で今、誕生したばっかりの星と破壊されていく星とあるでしょ、求心性と放散性の両面があるんです。天地開闢以前の宇宙という、無形から有形にいたる原理を説明しているんです。

洛書はというと、太陽の動きと月の動きを説明しています。まず白い碁石をみていきましょう。1・3・9・7と時計回りに動きます。太陽が真夜中にあるんですよ。真夜中で陽なんだけど隠れているんです。3の東の空に現れると

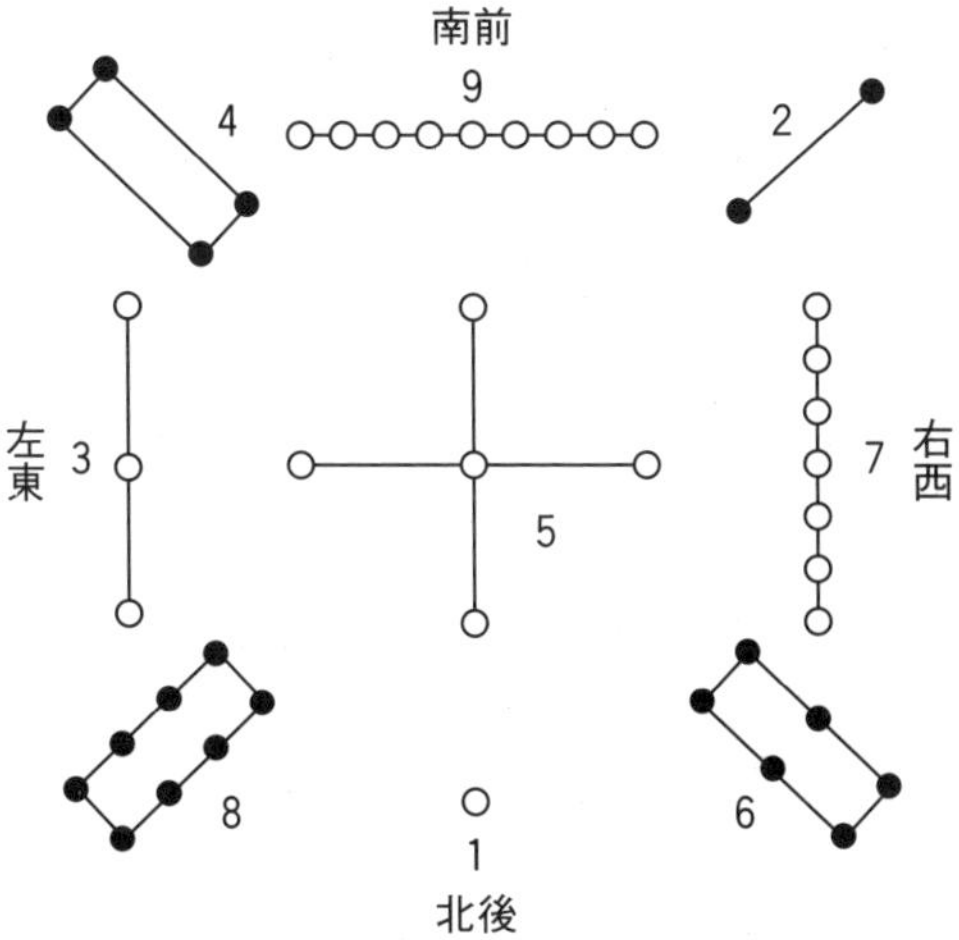

図7　洛書

少し陽が強くなるんです。そして9の南に行くと一番陽が強くなります。

時間でいうと真夜中、明け方、真昼、それから夕方、これもね、数字でいくんですよ。1×3が3、3×3は9、3×9は27という風にね。覚えておいてください。これは太陽が右回転している姿なんです。

では黒は何かといいますと、月の動きなんですね。2・4・8・6と、時計と反対回りに動く。これは(2)の新月が少し大きくなって(4)、満月を迎えて(8)、また欠けていって(6)、そして新月(2)に戻る、それをくり返す。左回転なんですね。

太陽は東から、お月さんも東から動くじゃないのと思われますが、なぜ右回転、左回転なのかといいますと、観測する側がちがうんです。昔はね、聖人といわれる人がおりまして、まぁ王様ですね。この日時計の観測を専門にしたといわれています。この人たちは北を背中にして南を向いて太陽の動きを観測した。

その証拠に京都の御所に左近の桜、右近の橘というのがあるでしょう。太極殿は北を背中にしております。そして左側にいるのを左大臣、右にいるのは右大臣。だから左大臣の方が上なんです、お日さんが上がるから。有名な聖徳太子が日出国の王子より日没する国の王へと大変問題になった手紙を書いたのは実はこのことなんです。ただ、彼が仏教的な立場で言ったのか、易の立場で言ったのかで大きく意味が変わります。仏教的な立場だと西の方が上なんですね、易では東の方が上なんです。

夜は反対に、昼間の観測は北を背中にするんですが、下級の者はそういう立場や位置においてはならないということで、南側からお月様を観測したんですね。そうするといつも左側からでてきたようにみえるんですね。だから太陽と月の陰陽の動きを示している。

でもね、問題はこれだけでは収まらないんです。右上から左下の斜めの数を足してみましょう。「2」と「5」と「8」を足すといくつですか、「15」だよね。縦では「1」と「5」と「9」、そう「15」です。じゃ反対の斜めを足すと「4」と「5」と「6」で「15」です。魔法陣になっています。これは何を意味するかというと四方八方が大調和をしているということです。「陰陽の調和によってあなたたちは安心せよ」といってるんですね。これを「後天易」といいます、後天易・洛書。

「先天易」というのは天地開闢以前の宇宙の原理を説きます。後天易というのは、天地開闢以降の自然の理論を説いております。そして、先天易・河図は何回もいうように、凝縮ですね。無形のものから有形のものを生じる凝縮の形をし、後天易・洛書は放散ですね。この世に生まれた限りは一生懸命働いて勉強しなくてはいけません、これは放散の世界ですね。でもね、ときどき一服しないとね。放散しっぱなしだと消滅の姿ですね。これがわかると、長生きする秘訣がわかるんですよ。いつまで

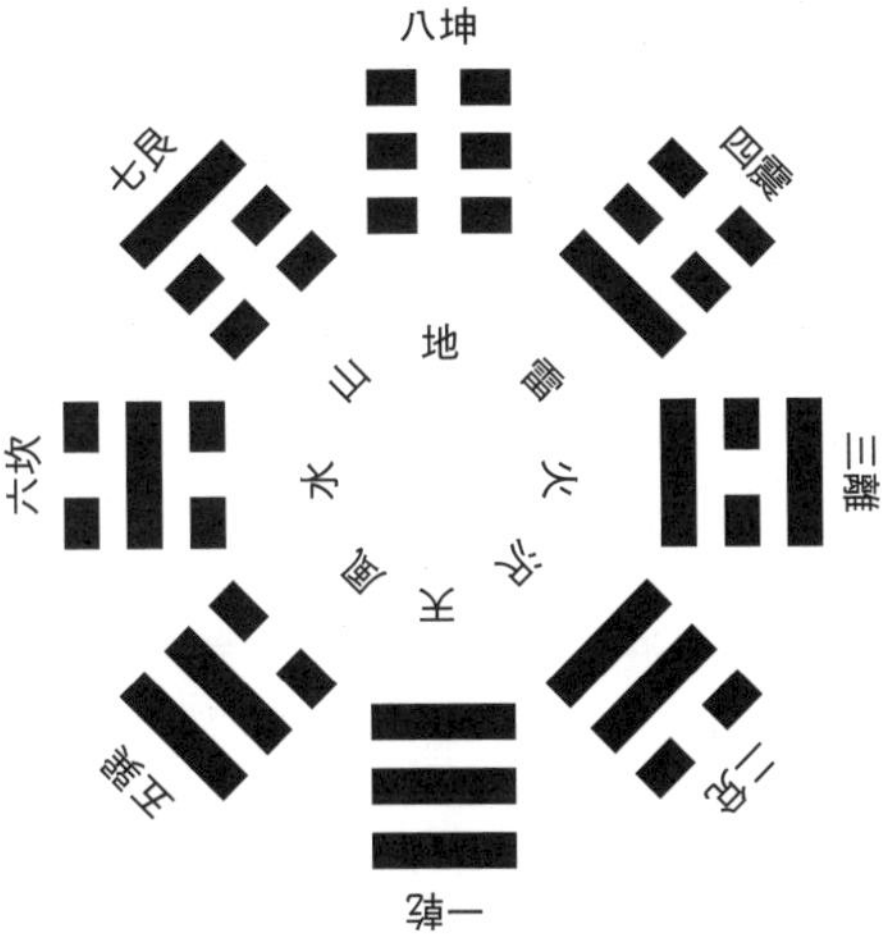

図8　先天八卦

も元気でいられる理論が、これらの図のなかに秘められているんです。

⑼ 先天八卦と後天八卦

まず「先天八卦」（図8）をみてみましょう。これは先程言いましたように、算木でできた八卦でできております。これらをよくみるとわかるように、北の天の部分は3つともに陽ですね〈☰〉。南の方は3つともに陰ですね〈☷〉。天と地にある。それから東側の水と西側の火があります。こちら（火）は離卦といいます。二陽のなかに一陰があります〈☲〉。水は逆に二陰のなかに一陽〈☵〉があります。あとは皆対立して、ものは存在しています。

要するに二面性からものごとは成り立っている。大原則ですね。天と地、水と火、山と沢、風と雷、同じことです。全ての存在は陰と陽の二面性から成り立つという教えです。

次は「後天八卦」（図9）です。簡単にいうと、

			南			
		巳	午	未		
	辰	四巽	九離	二坤	申	
東	卯	三震	五中	七兌	酉	西
	寅	八艮	一坎	六乾	戌	
		丑	子	亥		
			北			

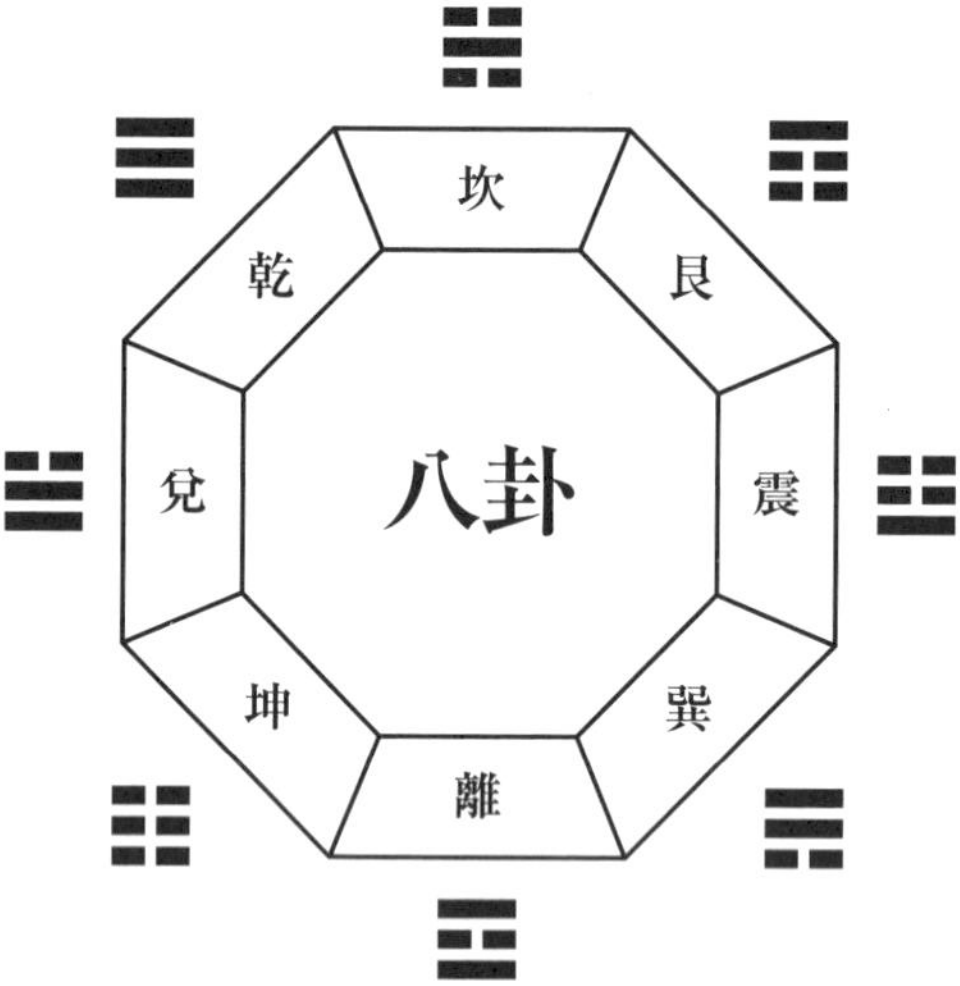

図9　後天八卦

これは陰陽の流れを示します。季節でいえば冬(北)から春(東)、春から夏(南)、夏から秋(西)そして冬と陰陽の流れを説明しています。方位でいえば北、南、東、西と示します。だから先天八卦は陰陽の二面性の統一を意味するのに対して、後天八卦は陰陽の流れですね。

これを使った教典に『霊枢』というのがあります。このなかに『九宮八風邪篇』というのがあります。このまま当てはめると、たとえば初夏ですと、後天八卦の図では南東に位置します。当然、南東の風が吹かないとだめなのに北風が吹くことがあります。季節に在らざる風を「邪風《じゃふう》」といいます。初夏なら初夏の方向、すなわち東南の風が吹くこと、この風を正しい風、「正風《せいふう》」といいます。

短時間でむずかしいことをあれこれお話したのでわかりにくいかもしれませんが、非常に興味深いことを話しているんです。何回か復習されると、これらは非常に深いことを教えているということがわかると思います。天地開闢以降の自然界というのは右回転をしている。

このことで一つ話をしますと、漢方薬もすべて陰陽論から成り立っているんです。草木一本でも根っこと枝葉がちがうように、それによって同じ草木でも栄養分、成分がちがうんですね。そういう考え方なんです。ところがパーキンソン氏病のように、手が震えたり半身不随になって硬直したりする病気に使う漢方薬の釣藤鉤《ちょうとうこう》(図10)は図にある部分だけを使うんですよ。これはなぜかといいますと、草木の根っこは下に下がり枝葉は上にこうなる。これは右回転の法則なんですよ。この鉤《かぎ》の部分がね、それに逆らって反対に向いている。この鉤の部分を使うとパーキンソンや硬直性、まぁいったら右回転で早く動きすぎているんですね。そういう病気によく効くんですね。収まりに効くんですね、回転を収めるんです。

東洋医学はつくづくおもしろい考え方をしますね。同じ草木であっても、春に採れる生薬と秋に採

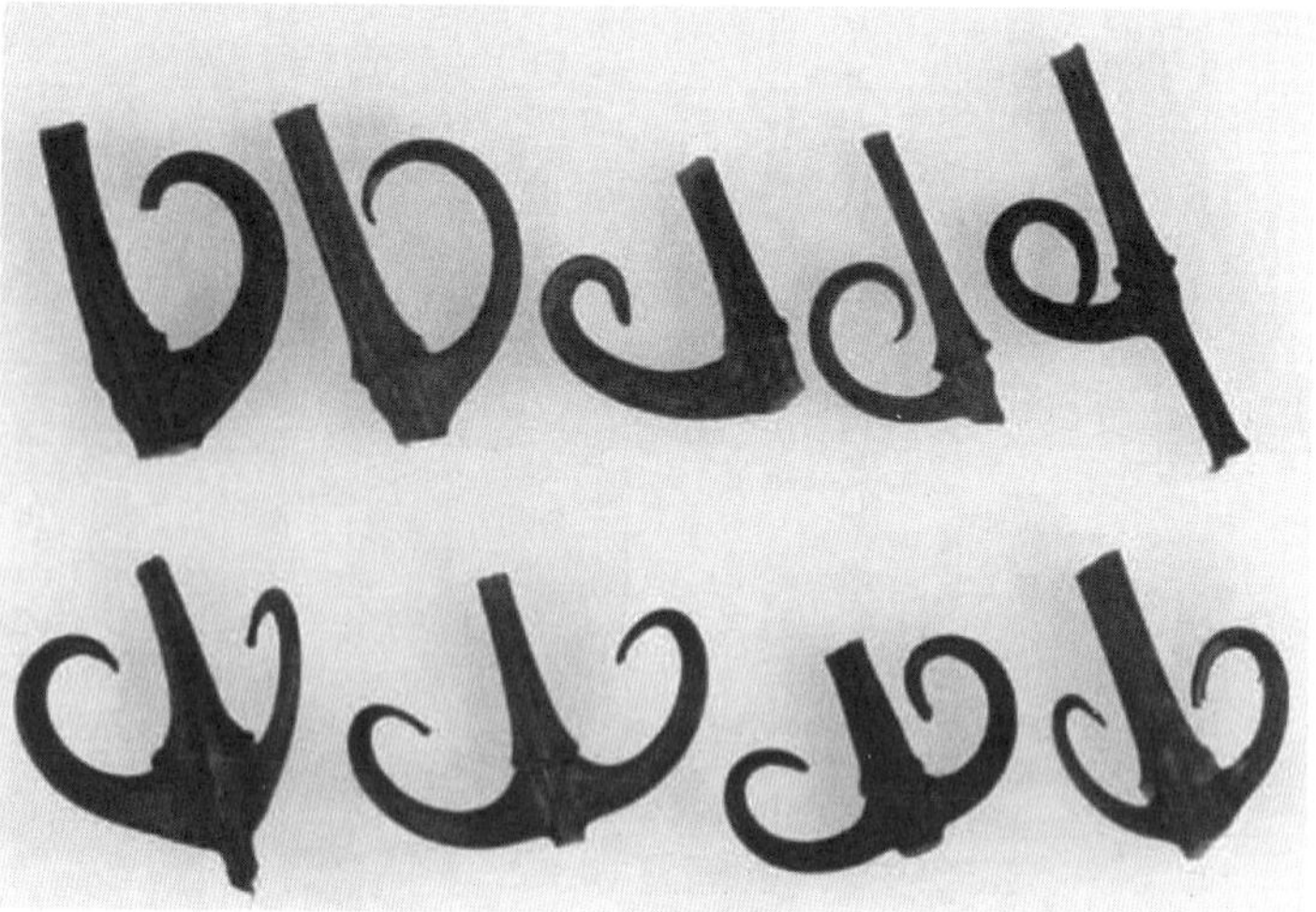

図10　釣藤鉤

れる生薬は効果がちがうとしてるんです。同じ草木、草根木皮を使うわけですが、たとえば朮《おけら》は、白朮《びゃくじゅつ》と蒼朮《そうじゅつ》があるんです。蒼朮は春に収穫して白朮は秋に収穫されるんですね。蒼朮は青くて陽気が強いために、激しく薬が作用します。白朮は秋に採れた完成品だから、穏やかに作用します。同じ草根木皮でも時期によってちがう。採れる部位（枝・根）や形によってもちがう、これが東洋医学の原理なんですね。後天易の右回転の法則を応用すると、こういうことがわかるようになってきます。

4．太極陰陽論の法則

(1) 陰陽と境界をもって太極とする法則

さあいよいよ『太極陰陽論』の法則に入っていきます。

左の図で全部解けるんですよ。種証しをすると一番目が陰陽と境界をもって太極とする法則。この円形を太極といいます。この太極は白い魚と黒い魚から成り立ちます。これが陽と陰ですね。「境界をもって太極を成す」というのはどういうことかといいますと、白と黒を分けている真ん中の線の部分です。いわば人間の視点ですね、観点。病が浅いか深いか、勝ち戦か負け戦か、それから「熱」か「寒」か、これをもって陰陽の総綱とするとお話しましたね。

これを使うと、たとえば「表裏」という概念、「表裏」というのは病の深さという境界です。浅いから「表」、深いから「裏」と説明できます。それから病が勝ち戦か負け戦かとなると、病の病勢ですね、病勢という風に線を引くと「実（白い魚）」の勝ち戦、それからこちら側（黒い魚）は負け戦の「虚」となる。境界の視点を変えるとさまざまなことが写しだされてくるんですね。

同じように病の性質、病性という病の境界を打ち立てますと、白が「熱」で、黒が「寒」ですね。

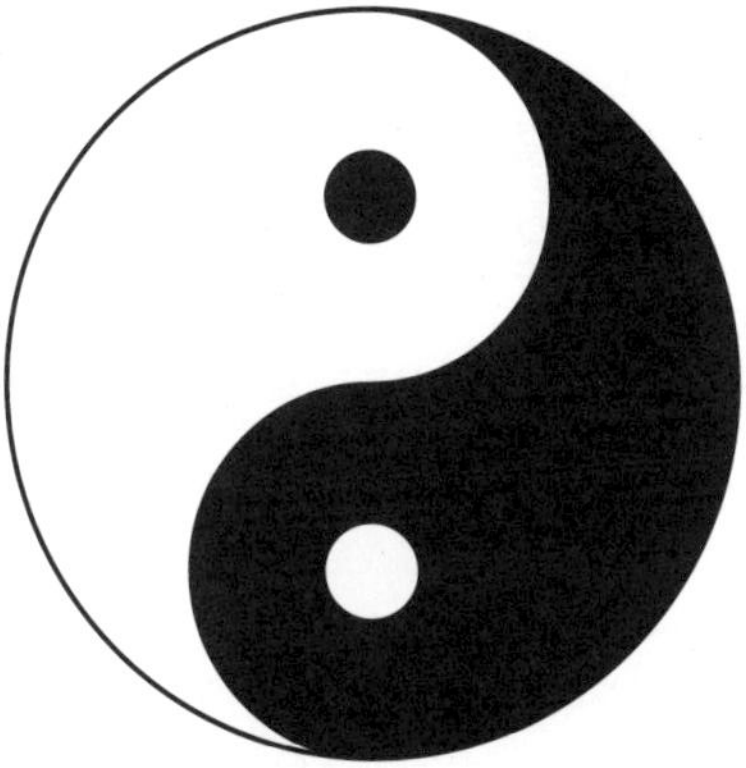

ですからよく太極陰陽といわれますが、実際は境界の部分こそが大事なんです。これは私が中国の四川省の易学の大家に直々に教わったことなんです。日本ではあまり説かれない易の理論のひとつなんですね。非常におもしろいでしょ、これを変えるだけで陰陽が変わるという話。これが陰陽と境界をもって太極とする法則です。これが第一法則、基本になりますからよく覚えておいてください。

(2) 陰中の陽・陽中の陰の法則

この章の最初に「獅子身中の虫」の話をしましたね。お釈迦様のように偉い人にもダイバダッタという違背した弟子がおり、キリストも弟子のユダの裏切りによって殺されました。陽中の陰であります。しかし、そのことが逆に陽をたらしむ大きな意味をもってきます。だから、敵がいないようではだめなんだね。陰中の陽、陰の中に陽がある陰陽の複雑性です。最初に、太極から陰陽両儀が分かれて陰中の陽、陽中の陰とでてきましたね、これがそのまま説明されます。

(3) 循環の法則

第三番目に循環の法則というのがあります。よくみたらわかるように、陽が旺盛であってだんだん縮んでいくと陰になっていく。陰がずーっと盛んになってくるとまた陽になってくる。一日が朝昼晩と循環してますね。それから一年でいう四季も循環してますね。この循環の法則というのは陰陽において重要な意味をもちます。今は悪くても次は良くなる。易者さんがよく「冬来たるならば春遠からず」などといっていますが、易のなかにそういう教えがちゃんとあるんです。

上が地〈☷〉、下が雷〈☳〉で地雷復《ちらいふく》、これは真冬から春の陽気がほんの少しでてきた、一陽来復、冬来たらば春遠からず、一番暗いなかに必ず陽がでてきます。それがだんだん成長してきて夏にいきます。このような地雷復の卦をちゃんと説明しています。

とりあえず循環する、悪いことがあれば必ず良いときも来るぞと易者はいいます。良いときは傲慢にしていたら必ず落ちるから気をつけよといいます。当たってるんですね。どちらに傾いてもいけません。満足しすぎても不足ばかりでもいけない。必ず陰陽転化があるから、循環があるから悪ければ必ず良いことが起こり、良いことがあったら必ず悪いことが起こるということです。その良いこと悪

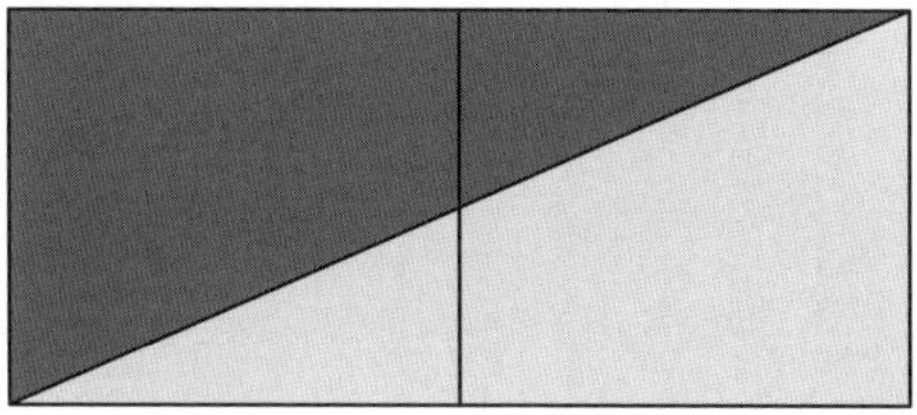

図 11　消長の法則

いこと、どういうことが良いか悪いかがまた問題で、その人の目線があるけれども、そういうことが循環の法則です。とりあえず皆さん、季節の巡り、一日の巡りを想起すれば理解できると思います。

(4) 消長の法則

陽が勝ってるときは陰が負けますね、陰が勝ってるときは今度は陽が負けます。これを消長の法則(図11)といいます。季節でいえば、夏場はほとんど陽が勝って陰が負けています。冬は陰が勝って陽が負けます。だから冬は寒くて夏は暑いんです。このように陰陽のあちらが勝てばこちらが負けるということなんです。

これは私が書く十八番の図なんですが、病というものがあれば右が健康で左が死である。正気と邪気の消長関係にあるんです。だから正気が勝ってるときは邪気が負ける、邪気が勝っているときは正気が負ける。重い病気のときは、ほとんど邪気が勝って正気が負けているわけですね。名医はそれを盛り返します。下手な医者にかかると勝っていても左の方にもっていってしまうから、やぶ医者だというんですね。

陰陽の消長の法則を使って、病がどの段階にあるかを知るために脈を診たり舌を診たりします。第5章で、東洋医学の診察診断、特に舌診についてお話します。舌一枚を診るだけで、ある程度自分の身体の状態がどのようなものか分かるようにお話します。すべて陰陽の消長関係で判断ができるということなんですね。この消長というのは、一方が勝てば一方が負けるという理論なんです。

(5) 互根の法則

互根の法則はお年寄りをみるとよくわかります。若いときはけんかばっかりしてね、歳がいくとお互いかばいあってるのよ。結局お互い必要だからね。けんかしていたらもたないんです。これは意地悪な見方かな。よく言えばお互い愛があるから仲良くしているのかもしれない。身体が弱って心も弱ってくると助け合わないと生きていけないということなのですね。

これを互根の法則といって、お互いに相手に根ざすという理論なんです。こういうことというと愛がないようで悲しいですな。しかし陰陽論からいうと厳しい見方になるんですね。もたれあいなんです、独りで生きていけないから。陰と陽というのはお互いに相手に根ざすということなんですね。

植木屋さんや苗屋さんが、よくやってる術をご存知でしょうか？　たとえば、これから夏にアサガオが咲きますね。アサガオを上に伸ばさないで咲かすにはどうしたらよいか？　下手な人は上に伸びたところを切ってる。ちがうんです。根っこを切るんです。これは盆栽の松を作る際の秘伝ともなっています。

なんのことはない、陰陽の互根を使ってるんです。上へ伸びた芽を陰とすれば根っこの方は陽ですね。枝葉が伸びるということは根っこに陽の力があるから上へ伸びるんです。だから根っこの陽の部分を切ってやるんです。そうすると陰陽の太極が狭くなってしまいます。だから上へ伸びることができない、背の低いアサガオができるんですよ。植木屋さんとかね、名人がするんです。肥やしの面もあるけれども陰陽の互根を利用するんです、互いに相手に根ざしているから。陰と陽から成り立っているんですから、それはお互いに相手に根ざしているんです。

今の世の中、子どもの犯罪が増えていますね。だけど、子どもばかり責めてもだめなんです。子どもという存在は、やはり家庭や社会のなかで育まれていく。これも陰陽で考えると互根だから子どもばかり責めてもだめで、その育てる環境が陰か陽かは別にして、とにかく陽と陰なんだから両方よく考えなくては治らんわけなんです。おまけに私に言わせると食べ物にも問題がある。スナック菓子とか、のぼせるようなものばかり食べさせて落ち着けというのは無理ですね。これは陰陽に逆らっているということなんです。このように陰陽を知っているだけで、食べ物や生活状況がどうあるべきか全部みえてくるんです。

朝顔の根っこを切る話を知っておくと互根の法則を覚えやすいと思います

(6) 転化の法則

時間の法則とつながっているんですが、極まれば異極に転化するという法則があります。これは循環ということにも関係しています。

夏の陽気が極まってきますと、冬のほうへ向かっていきますね。また冬の寒さが極まれば春を通じて夏のほうに転化していきますね。このように陰陽は必ず転化する。

ここにね、陰陽は一元か二元かという話があります。これは一元なんですね。もし神と悪魔ということであれば、神が悪魔になって悪魔が神になるということはないですね。これは二元だ。けれども陰から陽へ陽から陰へ転化すること自体が一元です。正確にいえば二元的一元論というんですね。よく陰陽は二元論と誤った考え方をする人がおりますが、陰陽が転化することを説明できないじゃないですか。まったく異質のものには転化できない。同質だから転化できるわけなんです。

ライプニッツの「0と1」の問題も太極がないため、完璧に二元化されているわけなんですね。陰陽というものが二元化されないと計算できないわけです。だから陰陽のある側面をとらえているけれども太極陰陽論。そして、一元という太極からすると少し異質な陰陽論なんです。それがコンピューターの限界だと私は思っています。

(7) 平衡の法則

平衡の法則については、船を思い起こしてみましょう。船が波に揺られて左右に揺れる。必ず左に傾いたら右に戻ろうとするでしょ、右に傾いたら左に戻ろうとするでしょ、これ、平衡の法則です。よほどの病気でない限りほっておいたら治るのはそういうことです。

陰陽というのはもともと平衡バランスをとろうとしているわけです。治ろうとしている人に、ちょっと鍼するから治るんであって奇跡でもなんでもない。よく奇跡だなんていわれるけど、まったくちがうんです。もともと治るもんなんですよ。それは常に平衡のバランスをとろうとしているからです。ちょっと狂っとったら、少し鍼をしてやれば、もともと治ろうとしているから治るんです。

皆さんが養生法や健康法をやっても治らないということであれば、どこかに陰陽の狂いがあるはずですから、それを治せばいい。これを平衡の法則といいます、覚えておいてください。

一般的に夏の暑さが厳しいとその冬は寒い、その反対も然り。これも自然界には春夏秋冬、温度差はあるけれども、全体として陰陽のバランスをとる平衡の法則が働くからです。

(8) 異極は相求め、同極は反発する法則

いわば磁石の法則ですね。中国の、世界に誇れる三大発明である「印刷術、火薬、羅針盤」のうち、羅針盤というのは磁石のことですね。昔はどうやったかといいますと、鉄の棒をもってきて半分のところを仕切って熱で焼くんです。半分はそのままです。真ん中にコルクを刺して水の上に浮かべるんですね。熱した側は陽だよね、熱してない側は陰だよね。そうすると熱した側が北を向くんですよ、陰だから。陽が陰を求めて動く姿、これが磁石です。このように古代中国では陰陽論から磁石ができました。今はあまり使わなくなってきたけど、易者さんが方位をみて占ったりします。私には楽しい仕事にみえますね。

ところで皆さん、落花生をみたことがありますか。落花生というのはちゃんと植物図鑑をみるとね、豆科の植物なんですが、あれは特殊なんです。根っこがこうあって葉っぱがあって、花がこう咲くんですよ。ところが花が咲いて実を結びだすとだんだん下に下がっていって土のなかで南京豆になる。普通の豆は上にできる。地中に潜らないとだめなほど、南京豆は陽がきついんですね。だから食べすぎるとのぼせるんです。それで南京豆の薄皮、赤い部分、あれは止血剤に使うんです。血を止める強烈な作用があるんです。このように植物や動物のなかにも陰陽の秘密が隠されているんです。土へ潜

るというのは一般法則からいうと陽がきついからなんです。

陰は陽を求め、陽は陰を求める。陰と陰は反発し、陽と陽も反発する。これは男と女も同じですね。ですから女性が男性を褒めるのは当たり前なんです。女性が女性を褒めるのは本物です。また、男性が男性を褒めるのも本物です。陰陽の法則からいえば相反発しても尊敬できるというのが本物ということです。

これと矛盾する話がでてきます。同類は集まるという話です。まったくちがうじゃないかとなりますが、異極は相求めあう、または同極は相反発するというのは単数形なんです。

同類は集まるという法則は複数の場合のことです。これは『易経』のなかの『繋辞伝』という哲学の部分です。猿が群がって生活する。しかし猿と犬は絶対いっしょに生活しない。猿は猿、犬は犬同士、同類が集まる。すなわち、陰と陽がバラバラではなく固まって陽がある、同類が集まる。男と女でも単数の場合は別だけれども、複数の場合は男同士、女同士になりますね。これはそういう法則にしたがっているんです。

⑼ 陽は昇り陰は下る

「陽は昇り陰は下る」という法則を特徴的に表しているのは「火」と「水」です。易でいうと「離火〈☲〉」と「坎水〈☵〉」ですね。

「火」は上に昇ります、「水」は下に下ります。「火」は温かいですし「水」は冷たいですね。これは陰陽の性質の最たるものです。ですから方向性でいえば「火」は上です。余談になりますが、私の藤本漢祥院の暖房は上からでなく床暖房なんです。電気代が高くつくけど、とても気持ちがいいんですね。陽は上へ昇るから上からやっちゃいかん。下からやる。冷やすのはクーラーで上からする。私の治療所は天地陰陽の法則を備えているというわけです。

「火」は上へ昇る、「水」は下に下がる。このことは非常に重要です。陰は下へ下がるから、これは陰の性質です。「水」は陰の性質なので下が冷えて上は冷えない。だから下から暖めるというのはものすごく合理的なことなんですね。

このことを易の卦では、だんだん深みにはまっていくと「天地否〈䷋〉」といい、反対になると「地天泰〈䷊〉」といいます。これは安泰の泰です。なぜならこれは陰は下に下がり陽は上に上がり交わる、天地の交流が起こるからです。

だから私たちの身体も下のほうを絶対に冷やしたらあかん。下半身を暖めておくと自ずと上が冷える。これがなかなかむずかしい。女性が履く短いスカートも必ずしも身体にはよくない。今はどこでもクーラーがあるから身体が冷えてしまうことがあります。特に下半身を暖めるようにしないと「天地否」になってしまいます。

気功とかで気を下に下げようとかいうのは、「地天泰」の卦をとらんとするからです。簡単なことです。そして易の卦でいうと、「地天泰」というのは本当は上にあるものが下にへりくだって仲良くしよう、ということなんです。反対はいかんよ、下のものが上に成り上がって威張ってしまうのは……。

上にあるものが下にへりくだった姿、それが「地天泰」、上下の交わりです。人間の身体でも足元を冷やしたらだめです。下を充足させて、上を空虚にすれば必ず安泰である。

陰陽というのは、易の卦を使って上と下のバランスがいかにあるべきかと説明しているわけです。

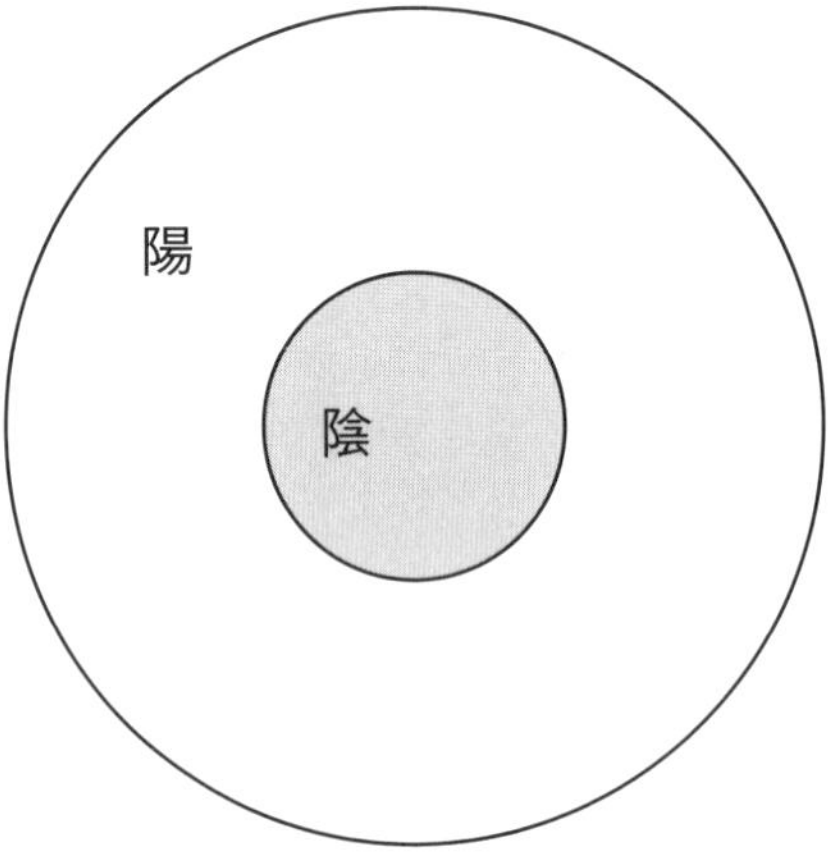

図12　すべての存在の外面は陽、内面は陰が支配する

⑽異極を求める場合、陰陽の昇降は逆転する法則

先程お話したように、草木は上が陽、下が陰ですが、陰が上へ上るということは陽を求めて上へ上るし、こちらが下へ下がるのは陽が下へ陰を求めて下がるんですね。ここで逆転ということが起こります。

私たちの経絡もそうですよ。陰経と陽経があるんですが、たとえば足の太陽膀胱経、上から下へ降りております。それに対応する足の少陰腎経は下から上なんです。なぜ経絡がそうなのかというと、気血というものを与えるからです。不足しているから陽が陰を求めて不足を求めて与えていくんです。だから陰陽の流れが逆転していきます。

⑾すべてのものの外面は陽が支配し、内面は陰が支配する法則

図12は卵と理解してください。漢方薬に黄連

阿膠湯という、興奮して夜に眠れない人に使う薬があります。黄連とか黄芩とか入ってる薬です。卵は黄身だけを使い、白身の部分は使わないんですね。なぜかというと陰を使いたいからなんです。

もののの外面には陽が存在し、内面には陰が存在するという法則を使っているんですね。たびたびお話していますが、ものごとは必ず陰と陽で成り立っている。ですから私たちは鍼したりお灸したりして、陽の経絡を動かすことによって陰である五臓六腑を治す鍼灸をしているんです。先程述べたように陰陽互根の法則を使って、陽を動かすことによって陰を治すんです。

第5章

東洋医学の診察と診断
―舌診を中心に―

1. 東洋医学の診断

(1) 気の歪みを診立てる

まず最初に申しましたように、東洋医学は根本において病名診断ではない。人間を丸ごととらえる生気論の立場で考えます。病気というのはどこそこの部分がどう悪いんだと診るのではなく一つの、全体の気の歪みとして考えます。その気の歪みにはいくつかのレベルがありますが、基本は八綱陰陽の表裏・虚実・寒熱・陰陽、東洋医学の生理観・病理観である臓腑経絡などです。この章ではそれぞれのオーダーのちがいによる気の歪みを探っていきます。

(2) 生卵＝生体の診断

卵にはゆで卵と生卵があります。生卵が好きな方はそのまま食べるでしょうが、一般的にはゆでたり、焼いたりします。私がいいたいのは、人間の身体を一つの生卵として考えると、西洋医学は生卵を一回ゆで卵にして、どういう構造から成り立つのかということを調べて生卵を理解する、という考え方です。東洋医学の場合は生卵は生卵のまま診ていく。分割せずに丸ごと把握する、これは生気論の立場であります。それはうごめく気という生命の本質を直接認識する手法です。

こういった気の動きというものを、私たちが診る場合に生体を生体のまま診ていく。これは命のあるいきいきとした気の存在が、病的な気の歪みを診るうえで非常に重要な意味をもちます。ここには機械を一切介在させない生命と生命の響きがあるということなのです。

東洋医学は3000年の歴史のなかで非常に発展してきましたが、とりわけ脈を診たり、顔を診たり、舌を診たり、五感を頼りにするということは非常に深い意味をもっているのです。

西洋医学の場合はレントゲン、CT、MRI、さまざまな機器を使ったり、血液を採取しているわけです。東洋医学の場合は3000年の間変わりません。

ある意味、発達していないということがいえます。しかしこの発達していないということが非常に意味があることだと思います。

古代の三大発明といわれる「印刷術・火薬・羅針盤」をつくり、また西洋医学がはびこる現代に「やっぱり東洋医学はすごい」といえるものをつくり上げた中国が、なぜ未発達な部分を残したか？　ここに東洋医学の診察・診断法の本質が隠されております。

五感というのは生体がもつ鋭い感覚です。最近こういう経験をしました。私は閃きがあったときにすぐノートに書きつけるようにしているので、夜は気を使わないように一人で寝るのですが、飼っているトイプードルがときどき私の部屋にやってきていっしょに寝ることがあるんです。

その犬がですね、背中が寒いなと私が思うと、背中のところに横になって暖めてくれるんですよ。

今日は足が寒いなと思うと、足のところにやってきて寝るんですよ。人間と動物はちがうけれども、あるところで共鳴する部分が言葉を超えてあるのではないか。

生命が生命に共鳴するということの話は、東洋医学の五感を頼りにした、場合によっては六感を使う診察・診断法にいたったのではないかと思います。

だから機器を用いないというのは非常に意味のある未発達なんです。西洋医学は、立派な機器のある大学病院に代表されますね。東洋医学にはその機器がない、ない方がいい。あるのはその先生の鋭い直観力と優れた五感です。一言でいえば腕ですわ。これだけ西洋医学がはびこっていても、ある面では東洋医学の方が優れている。

がん患者さんで、死の間際まで診ていた方がいたのですが、「今日中、あるいは4時間以内にだめだろうな」と思ったら、その通りお亡くなりになった。そういうことが血液検査やら何もやらないでも私にわかる。なぜこういうことができるのか？　東洋医学は人間の生命力、生命力は気と言い換えられるけれども、その気が発現する感覚を五感、あるいは六感でもって診ていく人間の力を非常に信頼しているからです。だから機器に頼らない。

10年以上前に友人とチベットに旅行しに行ったんですが、チベットの人は富士山のてっぺんのようなところで生活しているんですよ。そこにいきなり飛行機で行ったら、みんな高山病にかかってしまった。そのときいっしょに行った内科の先生がおったんですよ。だけどもその先生は「私に道具がないから」といって手をだせないでいた。そこで私が皆に鍼をして治したんですよ。

そのときつくづく、東洋医学には道具がいらないということを思いました。このことは東洋医学を象徴しているエピソードのひとつで、非常に重要なことなんです。

(3) 望・聞・問・切の四大診法

五感を中心に東洋医学ではどういうことをやるかというと、次の望・聞・問・切という四大診法をやります。

望《ぼう》…視覚
聞《ぶん》…聴覚、嗅覚
問《もん》…東洋医学的問診
切《せつ》…触覚

「先生、なんで西洋医学みたいに視診とか、触診とかいわないのですか?」と聞かれる方がおられると思いますけども、これには意味があるんです。

望診の「望」は望遠鏡の「望」です。遠いところにある、見えるか見えないかというものを踵を上げて一生懸命診ようとする診方を「望」という。西洋医学の視診は目で見えるものを相手にしますが、東洋医学は目で見えるものと目では見えないものを診ようとする意識がある。漢和辞典にありますように、「望」には目的意識があるのです。だから視診とはいわない。

聞診は聴覚と嗅覚を使います。嗅覚はにおいを聞くといいますよね。

私のところに患者さんが来るとき、まず玄関先でどういう格好で入ってくるか、フッとみたときに今日は明るい感じか、暗い感じか直感的にとらえるんですよ。これ自体すでに望診ですね。私が「おはようございます!」と大きな声で挨拶するんですね。その勢いをつけた声にどう反応するか? これは患者さんの声の質によって、今日はどういう状態か診ているんですね。だから患者さんが玄関に入った瞬間から診察・診断が始まっているんですよ。だからうちの弟子にも玄関先はきれいにしておけといいます。花を置いたりして、明るくしておきなさいと。患者さんが入って来たときの瞬間の気持ちを大事にするからです。

それから問診です。ただし西洋医学的な問診とはちがう。西洋医学でも「便はでてますか？　食欲はありますか？」と聞いたりしますが、それに加えて東洋医学では、気の歪みはどこにあるかという意味での目的意識的な問診がなされていきます。だから問診は問診なんだけども、西洋医学的な問診とはちがうということを覚えておいてください。

それから切診、この「切」という字は非常に重要なんですよ。藤堂明保先生の解説によりますと、ピタッと相手の皮膚に触れて感ずるものという意味です。生命の躍動を肌で感じるということです。これは非常に重要ですね。肌に触れるということがいかに重要なことであるか。

先程のがん患者さんの話ですが、ご家族の最後のメッセージとして、何をやらせたかというと、身体をさすりなさいと言いました。手足をさすってもらいました。あれは不思議ですね。私も自分の家族に対してやりましたけども、安心しますね、魂が安らいで。顔つきが変わります。意識がなくなっているようにみえても、実際はわかっているんですよ。だから「大丈夫だよ」と言いながらさすりますと、表情が和らいでまいります。

覚えておいてください。何かあったらさする、触れる。これは「切」なんですよ。

私たちが脈診なんかをやるこの「切」というのは、生命と生命が響き合う世界なんです。だから電子機器は邪魔で、必要ないということになる。皮膚と皮膚で感じ合う、いわゆる皆さんがおっしゃるスキンシップということですね。ですから赤ちゃんを託児所に預けてほったらかしにして置くのではなく、時間がなくてもいっしょにいられる間は触ってあげる。先程のトイプードルの話ではないけど、接触している時間は少ないけれども私は触りまくります。犬が噛み噛みすると私も犬の顔にかぶりつく。そしたら喜ぶんですね。そういう肌の接触をしておくと、背中が寒いと思うと背中を温めてくれるし、足が寒いと思うと足を温めてくれる。言葉を超えて生命と生命が響き合う、そこから東洋医学の診察・診断ということが成り立つと思っています。

2. 舌診は望診の一種

舌診でいろいろなことがわかります。最近私の研究会に、ある内科の若い先生が入ってきたんですよ。非常に熱心な方でね。その先生が重積発作のある喘息の患者さんを診ていたんですね。薬ではなかなか収まらない。やっとのことで点滴で強引に収めましたが、小発作が止まらない。「どうしたらいいですか?」と電話がかかってきた。「それじゃ、舌の写真を送ってきなさい」、今はメールで送れますからね。それを診て「背中の右の肝兪というところに、鍼を打たなあかんわ」と答えたら、その先生、その通りにやったんですね。そうしたら夕方になって「すばらしい効果があって感動しました」とお礼のメールを送って下さった。その先生はつくづく「鍼一本でなんて効くんでしょう」と言ってました。

この場合、情報源としてあるのは舌一枚だけです。だからこれから自分の身体の状態かを知る際には、手鏡を持って舌をみなさい。顔をみるでなしにね、顔をみるとぞっとする(笑)。子どもさんが病気になってよく心配される方がおりますが、生命にかかわる病気かそうでないか、舌を診ればすぐわかる。これは非常に便利ですから一つ覚えておいてください。

そういうわけで、舌診は望診の一つであるということからお話をしていきたいと思います。

(1) なぜ舌で病を診ることができるのか

東洋医学というのは、現代の言葉でいうとむずかしくなるけれど、「ホログラフィーパラダイム」といって部分に全体が表れるという考え方をいたします。前に言いましたね、人間は大自然のミクロコスモスであると。人間の身体全体を一つのコスモスと考えると、その小宇宙もあるんですね。それは顔であったり、手の平、お腹、脈であったりします。

このように人間の身体は一つの全体だけど、部分部分に一つの全体が現れるという考えが基本的にあります。そうすると人間の舌も人間の身体の縮図として現れる。普通は一枚しかない舌を、たまに二枚もっている方がおられる(笑)。この舌一枚にさまざまな情報が隠されている。内科の先生に舌の写真を一枚送ってきてもらって、「それじゃ、こうしなさい」というだけで実際に治りましたよね。そういうことができる。舌はそういうすばらしい情報をもっている。

舌には全身の縮図が現れるから病を診ることができるんです。

(2) 舌をどのように診るのか

望診のなかには光を当てて診る「色」と、薄暗いところでフッと浮き上がる色なき色の「気色」があります。舌診の場合には光が必要です。舌診では「舌質」と「舌苔」を診ていきます。舌質とは、舌の形態の「舌体」と舌の色の「舌色」から成り立ちます。「舌苔」とは舌質上に生える苔です。

まず舌診をする際に正常な舌を知らなければいけません。それには舌体表面には「乳頭」といわれる無数の小突起が4種類あるということや、舌の裏には舌下静脈といわれる青い怒張があるなど、舌の解剖を簡単な形で理解し、平生から健康な人の舌の状態を知る必要があります。

それではどのように診るのか、具体的に説明していきます。舌質は形態・色・乾湿を診ます。色は特に重要です。紅(赤)、白、紫の3つに分けます。赤は熱で、白は冷えです。紫には赤と青と二つありますが、舌が紫色になると危険な状態です。赤紫は熱の極みです。青紫は冷えの極みです。慢性の肝硬変やがんの末期になりますと、赤みのある舌が白くなっていきます。これは「血虚」という段階です。いわば血の気がなくなった状態です。舌だけでなくまぶたをめくると白くなっていたり、耳たぶも白くなります。重症になった慢性疾患の末期にはよく「血虚」を起こします。

それから形態。「形」も「態」も両方とも「かたち」ですが、「形」は固定した「かたち」で、舌をだしたときにしっかりしているか、だらっとしているかを診ます。「態」は動きのなかの「かたち」で震えながら舌をだすのか、左右どちらかに曲がるのかを診ます。脳梗塞の方は舌が左右どちらかに曲がっていきます。

そして舌が乾燥しているか、潤っているか。たとえば急に激しい頭痛がでてきて、舌が乾きだしたら気をつけてください。救急車を呼ばなければいけないかもしれない。でも少し時間を置いて、舌が潤ってきたらまだ安心できます。逆に潤いすぎるのもよくない。これを「湿潤」といいます。一般に体内に体液が多いとでてきますし、急に下半身を冷やしても潤いがでてきます。それから風邪引きの初期でも舌が潤ってきます。

次に舌苔。舌苔では形・色・乾湿を診ます。色からいくと、大雑把に白・黄・黒と分かれます。臨床的な意味でいいますと、白苔は一般に冷え（なかには熱もありますが）と「湿邪」です。喘息患者さんの舌を診ると苔が厚い人が多い。苔の厚さを診て、発作が起こるかどうかを診ます。私たちはこの苔がなくなるように治療をします。

次に黄苔は熱です。だから黄苔で舌質が乾燥していたら熱がきつい状態で、まだ潤っていたらそれほど熱はきつくないと診ます。黒苔になると、ほとんど重症で、寒の極みか熱の極みかです。寒熱は同じように舌質の乾湿で診ていき、潤っていたら寒の極みで、乾燥していたら熱の極みです。このような寒熱は陰陽から成り立っており、陰陽は常に変化していきますので、「寒」が「熱」、「熱」が「寒」、というように転化していきます。

それから苔の形。全体に白苔が生えていて、部分的にハゲが数箇所あり、ハゲが頻繁に移動する。これは地図舌といい、精神的にアンバランスな状態のときにでてきます。子どもや神経質な方によくみられる舌です。だから苔の状態で情緒の安定度がわかります。また苔が舌全体に広がっているのを舌上満布といいますが、苔が片方に偏っていて、もう片方がはげている場合もあります。

そして舌質と同じように乾湿を診ます。苔がおからのように乾燥している場合や、潤ってしっとりしている場合、ひどくなると苔がネバネバしている場合があります。このネバネバの苔を「膩苔《じたい》」といいます。

最後に舌腹です。舌腹の青い筋を舌下静脈といいますが、太くて怒張している場合は「瘀血」があります。きつい生理痛のある女性で、生理の際、塊のある出血がある、これは瘀血が原因です。瘀血は子宮内膜症や卵巣膿腫などの病因にもなります。また舌腹にのう胞といって、点状に血の塊がある。これが先の方にあると脳梗塞や心筋梗塞になりやすい。また縁にあると肝硬変になりやすい。そして色が妙に抜けてくると、血虚を疑います。心臓に病のある患者さんの脈を診て、これは大丈夫か大丈夫でないか判断しますが、さらに舌の裏の赤みを診ていきいきしていたら、少々の発作が起きても大丈夫だと判断します。ところがひどい発作でなくても、しんどそうにしていまにも倒れそうな患者さんの舌の裏の色が抜けてきたり赤黒くなってくると危険な状態だといえます。

(3) 舌で何を診るのか

舌で何を診るのかということですが、八綱陰陽、病が「表」にあるか「裏」にあるか、「正気」が勝っているか「邪気」が勝っているか、病の性質が「寒」か「熱」か、これらを明らかにするのです。八綱陰陽とは気の歪みのなかで一番大きな陰陽の歪みですから、これで大方の歪みをつかまえられるという点で非常に便利ですね。お子さんをおもちの方は、これを知っているだけでちょっとしたことはわかるようになります。

それから臓腑経絡、舌の奥は舌根では腎、舌先では心肺、真ん中は脾胃、両脇は肝胆になります。それから同時に舌の奥は下半身、たとえば婦人科の病を診る際に、この奥の部分がどうなっているか診ていきます。東洋医学ではこの下半身の働きを「下焦《げしょう》」と呼びます。同じように「中焦《ちゅうしょう》」、「上焦《じょうしょう》」をあわせて三焦といいます。

次に邪気の種類。熱邪・寒邪・気滞・瘀血・湿痰、これらを舌質、舌苔を診て判断していきます。舌でもって全部がわかるわけではありませんが、舌診でかなりの情報がわかります。

「[※1]切脈動静而視精明、察五色、観五臓有余不足、六腑強弱、形之盛衰、以此参伍決死生之分」

(※1) 『素問・脈要精微論』

これは脈診を中心に説いた論ですが、どういうことかというと、「脈の動きを診て、精明つまり目の玉、そして顔面に表れる五つの色を観察しなさい。五臓の有余不足、六腑の強弱、体が元気か衰えているかを診て、これらを参照して患者さんが生きるか死ぬか判断しなさい」ということです。

だから舌一枚を診ていろいろなことがわかるけれども、舌だけですべてを判断してはいけないということなんです。私たちが初診の患者さんに2時間も問診するのは、あらゆる情報を入手するためなんです。そのなかで、舌診はかなりの比重を占めるんだということなんですね。

(4) 舌診の基本は健康人の舌

健康人の舌にはなかなかお目にかかりません。現代人はほとんどが病人ですから。ですから三歳以下の健康な子どもの舌を診る。するときれいな赤みのある色をしています。苔はあっても薄く万遍なく全体に広がっていて、これを薄白苔といいます。それから潤いすぎても乾燥してもいない、ちょうどよい状態であります。これは陰陽の調和ですね、なんでも片寄っちゃいかんですな。舌を出す際にも、スーッと滑らかに出す。お年寄りなんかで舌を出す際に震えながら出す人がいますが、これも一つの病気ですね。ですから舌の出し方だけでも診断に入っていきます。

健康な人の舌を基準にしますが、これを「陰陽和平」の状態といいます。以前お話した後天易のところで宇宙は大調和してなければならない、人間の身体もひとつの宇宙ですから大調和をしていなければなりませんと話しました。これを「陰陽和平」といいます。ですから「淡紅舌」、「薄白苔」、これが陰陽和平の舌の状態で、これより赤くなっても、白くなってもいけないし、潤っても、乾燥してもいけない。また苔が厚くなっても、まったくなくなってもいけない。常に陰陽の調和であります。

(5) 舌診の基礎

最後に「舌診の診方」と「舌変化の法則」について説明いたします。前者においては、わかりやすく箇条書きにしました。

① 舌診の診方

- ほどよい光線が安定して舌上にくまなく当たるようにする。
- 舌診前に色の色素を残すものを摂取しないこと。(例)コーヒー、ジュース、チューインガム、仁丹、喫煙などは舌の自然の色を阻害する。
- 食後は舌の色が濃くなるので、舌診直前に飲食物を摂取しないこと。
- リラックスさせて、舌に力を入れずに自然に真っすぐに出す。
- 口は大きく開け、舌を扁平に出す。
- 舌には必要以上に力を入れさせない。
- 舌を素早く虚心坦懐に直感を働かせて観察する。
- 長時間舌を出させるのは患者に負担をかける。
- 舌尖、舌中、舌根へと順次詳細に素早く観察する。
- 苔が厚く舌質の色を観察しにくいときは舌裏を観察する。
- 舌裏は舌質の状態をよく表すので、舌表と舌裏の状態を比較する。
- 重症で舌上が暗っぽい嫌な色をしていても、舌裏がきれいで鮮やかであれば、回復の可能性が高くなる。
- 舌裏が逆証の場合は危険である。

- 舌上で舌質の色が判断できても、病の重大な局面を舌裏の色が暗示することがある。
- 舌裏・舌表の舌縁に紫斑や細絡があり、出血傾向があるものは、内臓のどこかに出血傾向がある場合が多い。
- 舌苔は苔の有無・厚薄・色沢・潤燥を診る。

②舌変化の法則

病態の陰から陽へ、陽から陰へ転化する姿形がそのまま舌上に現れます。

たとえば、内傷病(一般に慢性的な病)で、舌の状態が「淡白舌薄白苔で湿潤」、つまり陽虚証の患者さんの処置後に、舌に赤みがでていて、余分な湿潤が乾くのは陽気が増したためで、舌とともに治療は良い方向へと向かうといえます。その逆に湿潤が増し、淡白舌がより白っぽくなれば悪化傾向と思われ、処置のまちがいが指摘されます。

このように舌一枚で病気の様子がわかるんです。舌は陰陽の動きが現れるからそれをよく診なくてはいけないということです。

第6章 臓腑経絡について

1. 臓腑経路学とは何か

臓腑経絡学は、膨大な学問であります。以前にその専門書を書きましたが、この内容を端的にまとめるというのは、内容が膨大なので大変なことなんです。大分わかっていただいたと思いますが、東洋医学は西洋医学と似たところもありますが、まったくちがうんですね。ちょうど蜂の生態系と蟻の生態系が似ているといわれてもまったくちがうように、異質な世界であります。この異質な世界を最も際立たせているのが臓腑経絡という概念です。

2. 内臓学と臓象学

(1) 西洋医学は内臓学

ご存知のように、皆さんのおっしゃる「私は胃が悪い」、「肺が悪い」というのは、まったく西洋医学の解剖に即した概念です。西洋医学的にいいますと、肺臓のなかの肺胞、あるいは肺の間質が炎症を起こしている。肺炎には肺胞性肺炎と間質性肺炎と二通りあるんですね。いずれにしても肺臓に炎症を起こしているということなんです。肺胞というのは、酸素を取り入れて二酸化炭素をだす直接の部分、肺胞と肺胞をつないでいる部分を間質といいますが、そこに炎症を起こしていることを間質性肺炎といいます。

だから通常、病名というのは、どこそこの場所がどういう状態になっているということを表しています。肺炎とは肺臓というところに炎症が起こっている。これが西洋医学的な考え方なんです。これは、私たちの身体が機械の部品のように成り立つ、バラバラになるという考え方が前提にあるわけです。西洋医学では遺体の解剖をして、その組織がどういうものから成り立っているかということから始まって、その「機械」を基にして機能、生理現象、病理現象を説明していく。これが西洋医学なんです。

私は「部品から成り立つ内臓＝ゆで卵」という言葉を使っております。前にも生卵とゆで卵の話をしておりますが、ゆで卵にするということは生きているものをそのまま分解できる状態にして考えるということを前提にしています。元来、生卵の黄身と白身は一つのものです。ところが、茹でてしまうと二つに分かれます。でも、そうしないとわからないんですね。機械を知ろうとすれば、そういう方法しかありません。

(2) 東洋医学は臓象学

東洋医学の場合は、「バラバラにできない全体＝生卵」だ。頭のてっぺんから足の先まで全部つながっているのだからバラバラにできないという考え方が前提にあります。したがって、基本的に解剖しても意味がないということになります。

しかし、『**黄帝内経霊枢・経水篇**』に「**其死可解剖而視之**」とあります。これは2500年前に書かれた一番古い解剖という言葉です。「人が死んだらなかを切り開いてみなさいよ」とある。だから、解剖を否定しているわけではありません。そういうメカニックな部分も含みながら、全体として、生きたものは生きたものとしてみないとだめだよ、と。死んだ状態でバラバラにしてみたり、そのバラバラの部分からつながっているんじゃないよという考え方、これを私たちは「生気論」だと勉強しました。

西洋医学の立場は「機械論」、人間の体はバラバラになって、そして部分から成り立つ。たとえば肺炎といえば、肺が悪くて、そこの炎症だというわけです。東洋医学の立場では、西洋医学でいう肺炎はさまざまなパターンに分かれてきます。こういうことはもう少し話が進んでくるとわかりやすくなります。とりあえず、西洋医学の概念とはまったくちがうのだということから始めます。

このバラバラにできない一つの全体だという考え方自体が「気」という普遍のエネルギーであり、大自然、大宇宙のあらゆる存在も気によって成り立つ。最近テレビでやっている、気功なども気の一種なんですが、あれがすべて気だと思ったらとんでもないまちがいです。今、あなた方がいらっしゃるこの部屋がある、私がある、この全部が気の存在要素であり、一つのものなんです。

東洋医学の人間観というのはどういうものかというと、もともと一つのものが個性化しただけなんです。だから、話し合うどころか、気持ちが通じるんです。飼っているプードルが背中が寒いと思えば、私の背中にやってくる。これもみな、気が通じるからです。オカルトチックな気功などが気だと思われたら、とんでもないまちがいです。東洋医学ではすべての存在を気だと考えます。

というわけで、私たちの体を小宇宙と考える「天人合一」という考え方があります。自然のなかにあるものが、そのまま人間の体のなかに当てはまるという考え方ですね。だから、人もこの気から生じていると考えるわけです。人が死ぬというのは、気が放出している、発散している、バラバラになってしまう。ところが、人が生まれると、その気が集まってきて赤ちゃんになる。このように考えているのです。

人が生きるというのは気が集まっているから、人が死ぬというのはそれが散っていくことなんです。このように気の集散によって生命を説明することができます。だから鍼をすると気が上手に集まって、元気に長生きできる。20年以上やっている人はだいたいがんにかからない。鍼であっと驚くような現象が起こるのはこの気を見事に操っているからです。

(3) 臓象学は表をもって裏を知る認識法

生卵が本来の生命とするならば、ゆで卵にしないでそれをそのまま生卵のまま理解するにはどうすればよいか。それには「表をもって裏を知る認識法」を使う。これは体外に現れる現象を観察します。だから患者さんが玄関から入って来たら、「今日はこうだな」とわかる。皆さんも今日は機嫌が良い、悪いなどわかりますよね。そういうことから始まって、だんだんと「今日はこの人はここがつらいな」等がわかるんですよ。同じ一つの気から分かれているから。これは不思議でもなんでもないんです。

そういう外に現れた気色とか雰囲気、舌診のように、一つの舌という体外に現れるものから体全体を診ているのです。こういう「表をもって裏を知る認識法」はこれから述べる臓象学、あるいは臓腑経絡学というものの根本になっています。

『黄帝内経霊枢・刺節真邪篇』に「**下有漸洳、上生葦蒲**」とある。なんのことかというとガマの穂、大黒さんが因幡の白うさぎを助けた、あのガマの穂です。ガマというのはいかに表面の土が乾いているようでも、必ず沼地に生えるといっておる。逆にいえば表面が乾燥してがっちりしているようなところであっても、ガマがあればそこは沼地であったところだから危ないといっているのです。

表面を知ることによって下の状態を知る。こういう考え方は古代の中国の書物にも書かれています。古代中国の金石発見法ですが、金・銀・銅といわれますように、やはり非常に高価なもの、財力です。そういうものをもっている方が力があるわけですが、それがどこにあるのかを見分ける方法が書いてあります。

たとえば金がある山にはどういう木が生えているか。そして土の色をみて、そこにどういうものが生えるかをみて、その下に金があるかがわかる。今の考え方と大分ちがいますよね。いちいち掘ってから、「あぁ、そうかいな」とわかるのではない。これが「表をもって裏を知る認識法」です。ガマの穂が生えていたら、たとえ表面が硬くても、その下は沼地で危ないということです。

私たちの身体は、なるほどすぐになかを診ることはできないけれども、患者さんがどういう脈をして、どういう舌をしているか診て、身体を触るだけで、だいたいどこが悪いかわかります。これが臓象学というものなんです。西洋医学でいう内臓に近いようなものが外から窺える。

「表」をもって「裏」を知るという考え方は、たとえば名陶芸家が登り窯に焼物を入れて焼くとき、その煙の色で焼き加減がわかるというのにも通じています。これもいちいちなかをみるわけにはいかないですが、煙の色ひとつで外からわかるという「表をもって裏を知る認識法」です。東洋医学は3000年の歴史のなかでさまざまな病気を治してきただけに、すばらしい理論をもっております。

こういった内側にあるものが必ず外に現れるという考え方、これは大事なことで、一見穏やかそうな人にみえても、内側はしょっちゅうイライラしているというようなことも、目の動きとかその人の仕草をみていればわかる。これも「表」をもって「裏」を知る。外から内がわかる。そういうわけで、内臓学と臓象学というもののちがいが少しおわかりになったと思います。

3．臓象学の根底にある五運六気思想

(1) 天の五運と地の六気

木運・火運・土運・金運・水運、これを天の五運といいます。五行ですね。それから六気というのは、地上の問題のことです。「五運六気」というのは、要するに自然界における気象状況です。春が来たり夏が来たり、本当は梅雨なのにカラッとして比較的秋空みたいな異常気象もある。こうした気象の異常は、五運と六気がおかしくなっているということです。

この五運六気を遠くみますと、中国の殷代の甲骨文字にあるんですね。この甲骨文字に書いてあることはだいたい決まっておる。何年何月に今日天気はどうなるかと占いが書いてあります。そうすると、それは吉であるから晴れである、凶であるから雨が降る、中吉だから少し雨が降るかもしれない、というようなことが書いてある。

そのなかに十干十二支という考え方があるんです。十干とは甲《きのえ》・乙《きのと》・丙《ひのえ》・丁《ひのと》・戊《つちのえ》・己《つちのと》・庚《かのえ》・辛《かのと》・壬《みずのえ》・癸《みずのと》のことです。十二支というのは、子・丑・寅・卯・辰・巳・午・未・申・酉・戌・亥のことです。十干を2で割ると5に、十二支を割ると6になる。

この五運六気というのが一番盛んだった時期は大体、金・元の時代だといわれていますが、実際は古くて、『素問・運気七篇』にちゃんと書いてあります。こういうことで大自然界が、五運と六気によってさまざまな気象状況をつくる。すると、人間はその小宇宙だから人間の体のなかにも五運六気がある。それが五臓六腑なんです。だから自然界の動き、なかでも気象は天の五運と地の六気が組み合わさって生じるという考えなんです。

西洋医学の、中を開いてあんな臓器があった、こんな臓器があったという発想とはちがって、もともと五運六気があるんだと考えておるんです。それに合わせて、先程いうように「表をもって裏を知る認識法」で考えをまとめています。これを臓象学といいます。

(2) 小宇宙である人体

小宇宙である人体もこれに似せて、五臓六腑が心身を支配すると考える。こういう考えがあって、さまざまなことを説明しています。五運六気、五臓六腑という思想のもと、体外、体表から観察できる現象をまとめたのが臓象学です。ちなみに、臓象の臓は内にある「臓腑」ということです。これが体外、体表に現れるのが、現象としての「象」です。だから、臓象という概念ができます。こういっているのは、中国・唐代の王冰《おうひょう》という学者です。『素問』は2500年前の書物ですが、臓象という『素問』の言葉を使って、このように説明しました。

・奇恒の腑

それでは脳とか女性の子宮とかはどうなるんだ。東洋医学ではこれを奇恒の腑といいます。奇恒というのは、「風変わりな」「ちょっと変わった」ということです。これが、おもしろいことに中国哲学では、この奇恒の「風変わりな、変わっている、下品な物」は最高の価値があるとするんです。

中国哲学なんです。たとえば孤児《みなしご》ってありますよね。これからでてくる三焦の腑というのは孤児の腑といいます。孤児といったら、なんか寂しい感じがするかもしれません。親も親戚もおらんし、たった一人なんです。

ところが、たった一人だからこそ尊いんだと逆転の発想をするんです。だから、奇恒の奇という名がつけられておるのは、非常に大事ということなんです。五臓六腑も非常に大事なんだけれども、これはもっと大切なんだ、風変わりだ、当たり前なんだという意味です。

それでは、何が当たり前なのか。当たり前と当たり前でないこととは、どういうことなのかと。中国哲学では価値の転換が起こってきます。これが私が鍼を大好きになった一番の理由なんです。

鍼がよく効くということもあるけれども、中国人の考え方がすばらしい。私たちは、偉い人やったら偉い人と思うし、金持ちやったら金持ちやって思うけれども、そんな価値観なんて、実際、一切ひっくり返るという考え方を中国人はもっておる。

この奇恒の腑について『素問・五臓別論』に「**岐伯對曰、脳髄骨脉膽女子胞、此六者、地氣之所生也、皆藏於陰而象於也、故藏而不寫、名曰奇恒之腑**」とあります。

私たちの頭のなかに大事なもの、これを髄海というんですが、今でいうと脳に匹敵するものです。骨髄、骨、膽《たん》のう。この膽のうは、現代でいう胆のうに近いものですが、これも根本的には概念がちがいます。女子の胞というのは、大体子宮のことをいうのです。

こういったものはすべて大事だといっております。五臓六腑が中心なんだけれども、これらも大事だと、そういっているわけなんです。

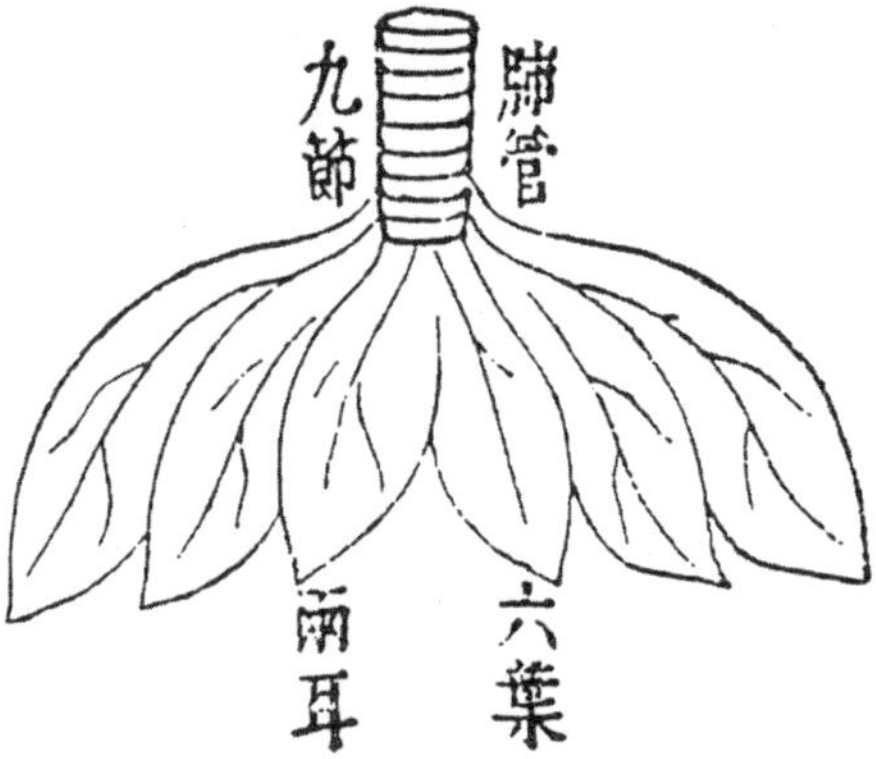

図1　肺の図

4. 五臓六腑

(1) 肺(図1)

ちょっと変わった図ですが、これは『類経図翼』[※1]という書物のなかに描かれている肺の臓です。これは西洋医学の肺臓とも重なるが、それだけには納まらない。やっぱり別のものと考えるべきでしょうね。ただおもしろいのが、各時代によって、いろんな形で書いてあります。ここに器官らしき物があるけど、葉っぱがある。これは古代の中国人が、ちゃんと植物の葉っぱが呼吸をしていることを知っているんですね。

だから、今私たちが呼吸をしながらしゃべっているのは、肺の臓がやっている。これは西洋医学とも一致するんです。呼吸にかかわること、咳をコンコンする、これは肺の臓が悪いんとちがうかと、外から内を知る。それだけではだめで、咳をするから肺が悪いとは限らない。咳がでて、背中がゾクゾクするとか、痰がでる、喉

(※1)『類経図翼』張介賓 中国。明代

が痛いとか…ということをずっと連ねていくと、肺の臓が悪いんじゃないかと、外から内を知る、表をもって裏を知る認識法になる。

脈を診て、背中を触って、お腹を触って、舌を診る。そのことによって、この臓が悪いということがわかる。

(2) 大腸(図2)

この肺の臓と裏表にあるのが大腸です。かつて『蘭学事始《らんがくことはじめ》』という近代西洋医学の本を書いた杉田玄白[※2]は、こういう図をみて、なんと幼稚なことをやっておるんだといったんです。西洋医学と東洋医学はちがうのに、同じレベルでものを考えようとして、認識をまちがった。そういうことについて、『蘭学事始』という本のなかに書かれている。興味のある方は、岩波文庫にありますので読んでみてください。

この本を日本の夜明けを告げる自然科学思想だという人がおるけれども、とんでもないまちがいです。これは、やっぱり西洋医学に移行する段階の話だけなんです。私たち東洋医学の人間にいわせると、杉田玄白のこの過ちは父の仇くらいに思いますね。まったく認識がちがうのです。

とりあえず、こういう大腸において大便がつくられるということを東洋医学の臓腑の図は教えています。大腸でもって水分を吸収して、大便を肛門からだしていくという考え方です。消化吸収をして、残渣物をここに入れて、水分を体内へめぐらせる。津液ですね。そして要らないものを肛門からだす。こういう考え方なんです。

(※2)
杉田玄白
(1733~1817年)
江戸時代。蘭学医

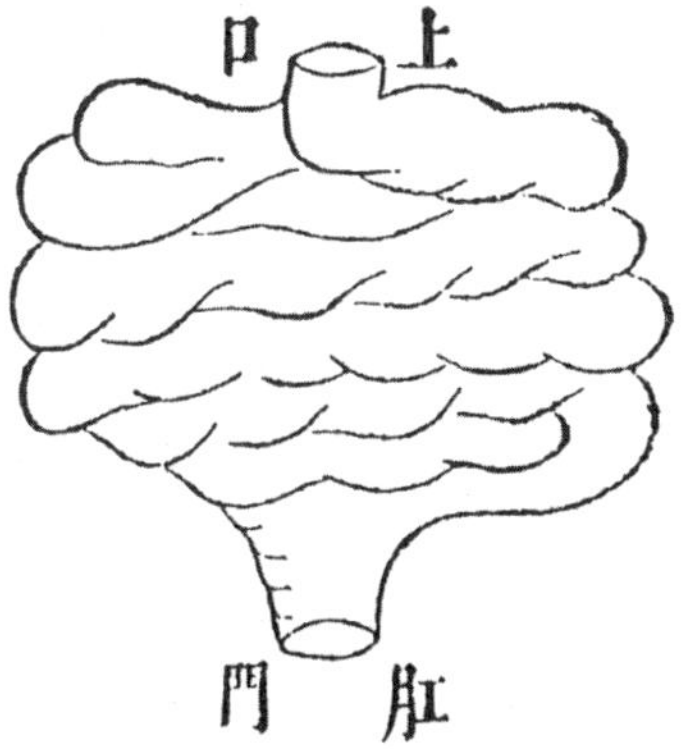

図2　大腸の図

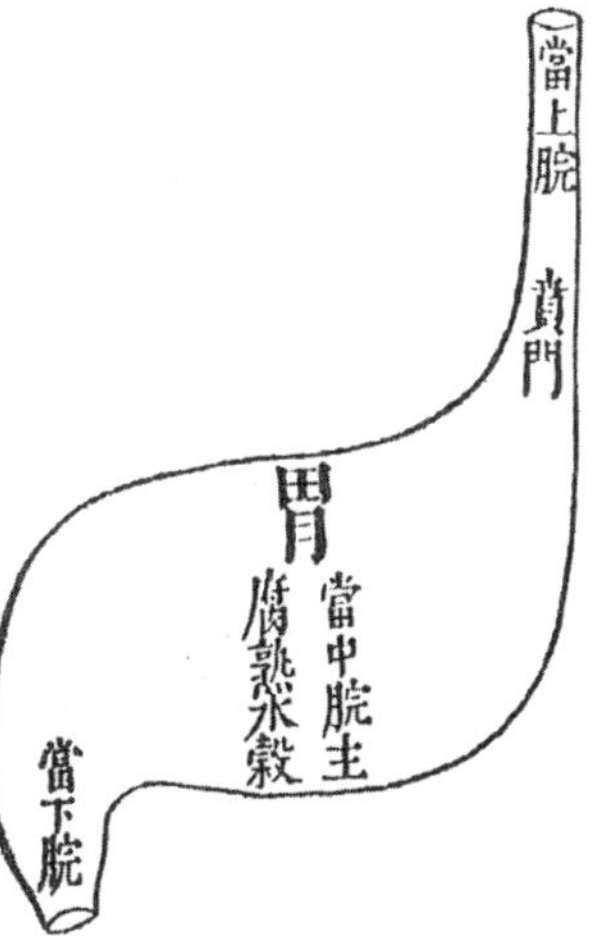

図3　胃の図

(3) 胃（図3）

次は胃です。胃袋の形をしているけれども、これも実際はちがいます。この胃袋を東洋医学では受納の腑といいます。受け取って、まず納める。食べた物、上から受け取った物を納める。だから、食べた物がもどるというのは、受納の腑が停滞しているということです。

もどすっていうのもいろいろあります。血圧が急に上がってももどす場合があるし、変な物を食べて起こる場合もある。胃痛によっても起こる。そこでこの受納という現象に問題があると考える。そして、ここで腐熟ということを考えます。食べた物をここに入れて、腐熟、腐らせるということです。

そして、消化・吸収・運搬。運搬というのは、何かというと次にでてくる脾の臓のことです。おもしろいのですが、胃袋の上にのっかって、揉んで胃袋を働かすようなことが書かれているんですよ。

(4) 脾(図4)

胃の腑は、飲食した物を受け止めて、腐熟、腐らせるということをする。そして、そこから栄養分を消化・吸収・運搬をするのは何かといいますと、脾の臓です。この消化・吸収・運搬を専門用語でいうと、運化といいます。この運化には、水穀の運化と水湿の運化があります。飲み食いした物を水穀といいます。脾の臓には運化作用がありますが、飲み食いした物を消化・吸収・運搬する意味もありますが、水湿の運化、つまり水分代謝の意味もあります。

この脾の臓は非常に重要な部分で、これが弱るとあらゆる面で身体が弱ります。栄養分を体内に取り入れて、要らないものを出そうとする働きが弱ってしまうと、身体が衰弱してしまう。

がんの末期を治していくのに、この働きをうまくもっていけるかどうかが大事なんです。がんの患者さんをずいぶん紹介してくださるんですが、うまくいきますよ。そして、後どれくらい長くもたせるかということです。

すごいなと思うことは、人間はどんなときも治ろうとしているのですね。患者さんは棺桶はどこからだそうとか自分の葬式まで考えているときでも、人間の身体には不思議な働きがあって、最後まで生きようとしている。だから、どんな状態でも助かるようになっているんです。助からないというのは、よほどのことなんです。人間の身体は治ろう、治ろうとしている。それを邪魔しないようにすればいいのです。

(5) 心(図5)

次は心、西洋医学ではハート、心臓に似た形です。心臓の機能も含みます。この間、更年期障害

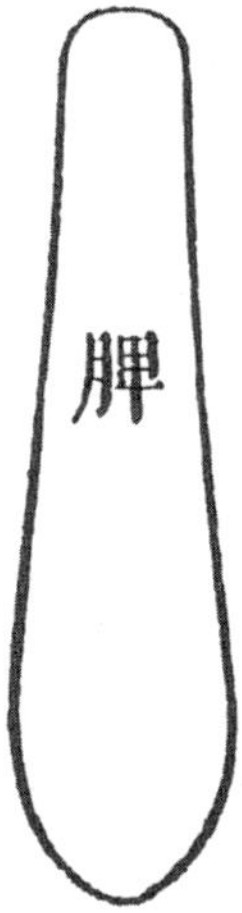

図４　脾の図

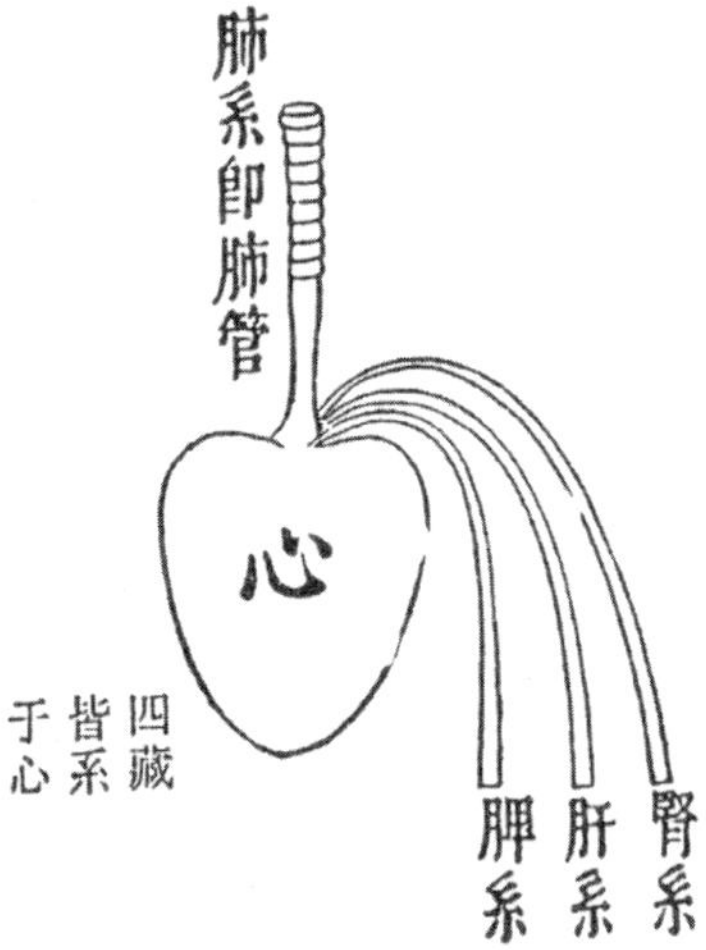

図５　心の図

の患者さんが、「夜寝ると動悸がする」とおっしゃっていたので「いいんじゃないの、若返って胸の高鳴りを覚えたんじゃないの」と言ったんですが、「そんなバカな」と怒られました。

要するに、心は陽の臓器でどんどんどんどん陽気がたかぶって、動悸を打つ。これを抑えているのが、体内の陰液というものなんですが、このバランスがとれなくなって、動悸を打って眠れなくなってくるんです。枯れかかってきているところに、ちょっと水をさしてやれば潤いが戻ってくる。私たちがしているのはそういうことです。

心には、特に重要な働きがあります。「心は神を蔵す」という考え方がありますが、これは精神の中枢神経系のようなものをいっております。

最近の若者をみると、この心の臓の働きが悪いために、ちょっとしたことですぐにキレてしまったり、腹を立てたあげく人を殺してしまっ

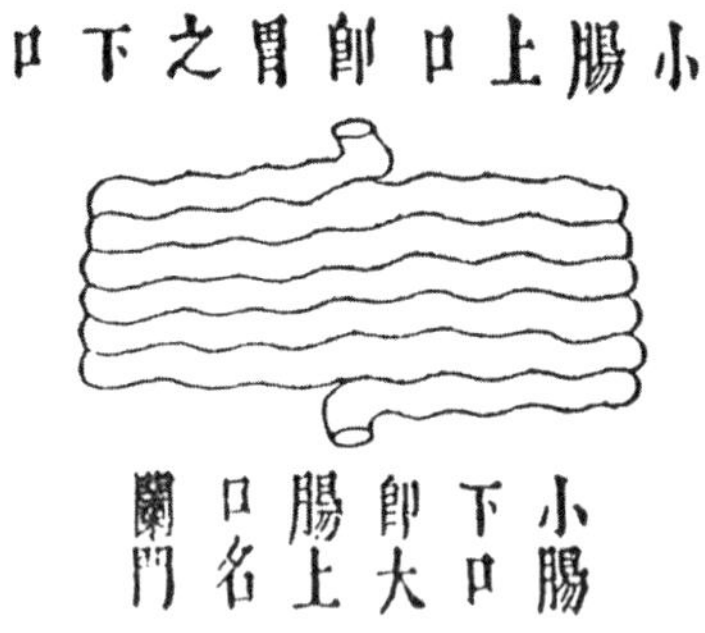
小腸上口即胃之下口
小腸下口即大腸上口名闌門

図6　小腸の図

たりという事件が起きています。これは食べ物のまちがい、考え方のまちがい、いろんな要因があります。東洋医学ではこの心の臓を治せばいい。

私のところにもうつ病の方がよく来院しますが、うつ病をカウンセリングで一生懸命治そうとするよりも、私にいわせたら、まず身体を治しなさいということです。心と身体と魂は一体のものです。特に身体の状態が悪いのに、心を治せといっても無理ですよ。身体をどんどん治しなさい、身体を治したら心が勝手に治る。だから、なんの話もしないんですよ。「先生、うつ病といったら大抵何か話をしてくれるのに、先生は何も話をしてくれない」といわれます。ごめんね、不親切で。この不親切が大事なんです。いらんこと言わん方がいいんです。がんばりなさいよとか、考え方を変えろとか、言わないほうがいいんです。身体を治してやるとね、今まで眠れなかったのが眠れるようになった

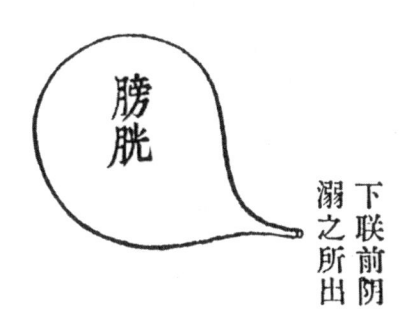

図７　膀胱の図

り、落ち着いてくるんですよ。

この間、若い男性に恋してふられた30歳過ぎの女性が来ましてね。その彼女、ずいぶんと落ち込んでいるんです。精神科へ行ったらお決まりの、きつい精神安定剤が処方されるわけです。私は、それはちがうよというんです。心の傷は身体の傷なんだから、身体の傷を治すと心も癒えてくるんです。それで治療したらよくなってきた。そういう現実があるんです。これは「心は神を蔵す」からです。

⑹ 小腸（図６）

次は小腸です。小腸も大腸と同じで水分を吸収して、ここから膀胱へ水分を送って、今度は小便にするんです。これは東洋医学の考え方なんです。小腸でもって水分を抜く。

⑺ 膀胱（図７）

次は膀胱です。膀胱はこんな形をしているん

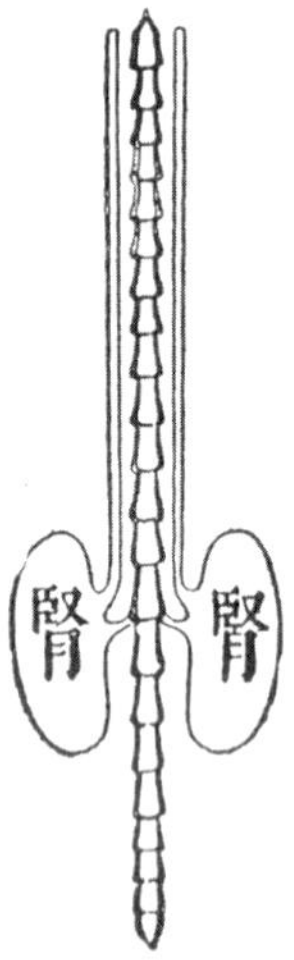

図８　腎の図

です。おしっこが入ってくる穴がないですね。それはこの上に、腎の臓があって、小腸と上下関係にあり、腎の気化作用によって、穴はないけれども、しみ通るようになっている。歳がいくと前立腺肥大になる男性がいて、小便ばかりするのは小腸と腎臓と膀胱が弱ってくるからなんです。

(8) 腎（図8）

次は腎の臓です。これも西洋医学でいう腎臓とオーバーラップするけれども、東洋医学ではもっと大事な、元気がでる元と考えております。だから昔は腎虚の病といったりしました。時代劇を観ていると漢方医が脈をとって、「これは腎虚の病であるぞ」というシーンがでてくるときがあります。　腎の臓が弱ってくると、身体が弱ってくるんです。元気の発するところなんですね。

だから、本当に元気で若く、いつまでも長生

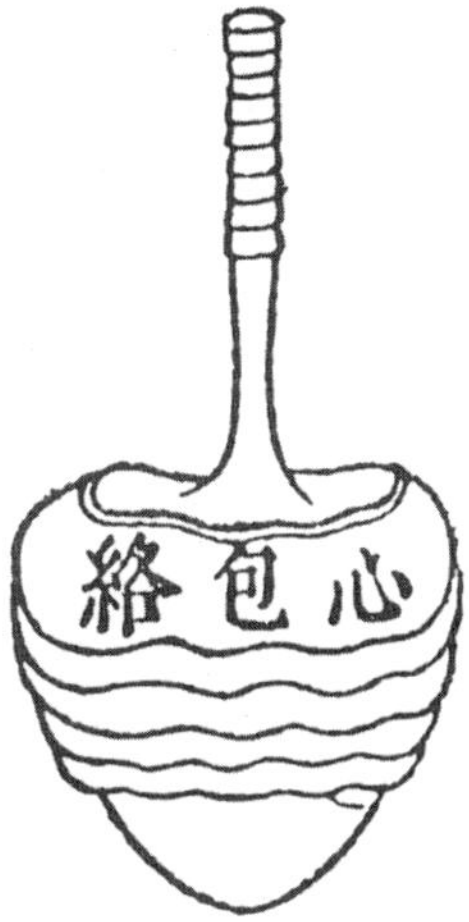

図9　心包絡の図

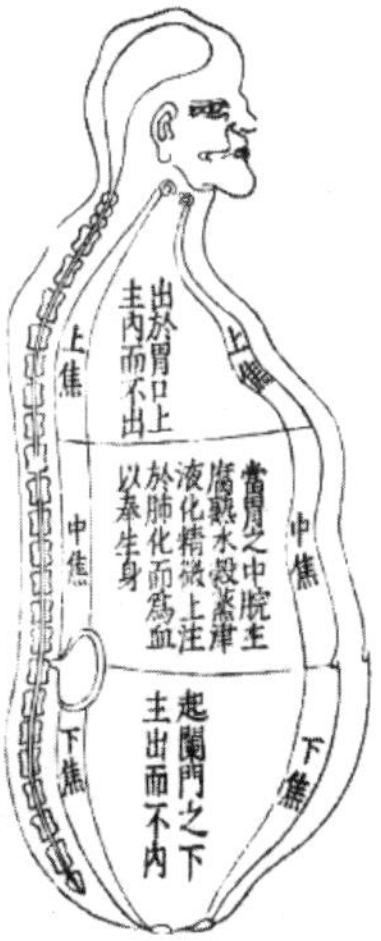

図10　三焦の図

きしようと思ったら、脾の臓と腎の臓を常に円滑に動かすようにしていれば、元気でいられる。これはもう、真実であります。私たちもさまざまな病気を治しておりますが、五臓六腑のなかでもこの脾と腎が非常に重要なのです。

⑼ 心包絡（図9）

次は手の厥《けつ》陰《いん》心《しん》包《ぽう》経《けい》ですが、先程の心にまとわりついているもの、だいたい心と同じようなものだと考えてもらって結構です。専門家はちょっと気にしますが、皆さん方は心と同じなんだと考えてください。

⑽ 三焦（図10）

次は三焦という、複雑な全身の図です。先程お話したように、孤児の腑。誰にも頼らないという意味で一番大事なんですね。

この三焦という概念は東洋医学の秘密だといわれて、五臓六腑の一つなんですけれども、格別な位置に置かれています。したがって、全身を支配するというような考え方で描かれています。むずかしいですね。

西洋医学には三焦なんていう内臓はないですね。漢方医が西洋医学の解剖学を学んだときに、三焦の腑はどれなのかと探していた時代があったんですよ。それほど特殊なものなんです。

大ざっぱに五臓六腑の図と働きを学びました。興味をもっておられる人も多いようなので、次に経穴の話をしていきます。たとえば、背中に「ちりげ」というのがありますね。知っていますか、身柱。これを日本名では「ちりげ」といいます。第三胸椎と第四胸椎の間にあるツボです。ここに肺の臓がぶらさがっていると考えております。肺の臓が悪くなったら、ここに反応が現れるというんです。同時にその肺の臓を治すツボなんだという考えなんです。だから、この身柱の穴の動きを診て、肺が悪いなどといいます。その他に咳がでるとか痰がでるとかさまざまな情報を集めて、肺の臓を診るんです。そういうわけで、各五臓は全部背中の脊柱につながっていると考えます。ここは診断学上においても重要な部位になります。私はよく患者さんにうつ伏せになってもらい、背中を触っていくのですが、手の平でわかるんです。

5. 経絡

五臓六腑と経絡は実はつながっているんですが、経絡はどういう構造になっているかというと、経脈・絡脈・十五絡・経別・経筋・奇経八脈です。この奇経八脈というのは、五臓六腑に対して奇恒の腑があったりしましたね。それと同じことで、経絡というのは経脈・絡脈・十五絡・経別・経筋を普通の経絡と呼びます。

一言でいうと経絡というのは、「身体の中と身体の外をつなぐ気のルート」です。だから、たとえば足の「三里」というツボをご存知ですね。これが足の陽明経です。胃袋の経絡です。「三里」の状態を診ると、胃の状態がわかる。特に胃の状態を整える大事なツボが足の「三里」になります。わけもなく足の「三里」にお灸をすえたりするのはまちがいです。かえって体調が狂います。おかしいときにそこを使って治すツボなんです。何もないのにやってはいけません。

経絡の流れに沿って、大事なツボをおさえていくとどの臓腑が悪いかがわかる。それを通じて五臓六腑を整えることができる。皆さん、なぜ漢方薬を使って治るのかと思うでしょうが、漢方薬もこの経絡を通じて臓腑を調節するんです。気の歪みを治すということでは同じことなんです。漢方薬もただ口から入れて、胃袋を通じてやっていることであって、気を整えるという点では、鍼と同じことなんです。気の流れに沿う要所のツボに手で触れるとわかるし、また、これが治療箇所になります。この経絡という考え方によく似たものがインドにもあります。モンゴル、チベット、中国の周辺地域も訪問してみたのですが、経絡という考えがきちっとあるのは、中国ですね。

この経絡という考え方は、当時中国の十二大河川になぞらえて、十二経の経絡の存在を唱えております。これは、『霊枢・経水篇』に書かれています。これに関して、中国の自然科学について、非常に詳しい認識をしているイギリスの自然科学者ジョゼフ・ニーダム[※3]は、水利工学の発達と関係があるとの見解をしている。それはなぜかというと、中国は河川によって大地が潤されているというのはご存知だと思いますが、その河川を利用して運河、人間のつくった河が古くからたくさんあるんですね。

(※3)
ジョゼフ・ニーダム
(1900~1995年)
イギリス。生化学者。
中国科学史の研究者

その発達によってあらゆることをやってきたんです。それが水利工学なんです。それは人間にも当てはまるんじゃないかというのが彼の考え方なんです。

ところが、この十二の数自体がうまくできすぎているんですね。その『霊枢』の経絡についての内容より古いものがあるんです。馬王堆遺跡からでてきた帛書《はくしょ》(絹の白い布)には、**『陰陽十一脈灸経、足臂十一脈灸経』**が説かれておる。現在私たちがいうように、十二本の河川になぞらえておるのはずっと後からですね。それ以前は一本足らない「十一経脈説」というのがあるんです。これは経絡という考え方が発展していく過程にあったということを示しているというのが、学者たちの意見であります。この『灸経』というのは、もともと鍼よりもお灸の方が古かったんじゃないかということもいわれています。

馬王堆遺跡の博物館にも行ったことがありますが、なかなか大変なものですね。その馬王堆からでた王族の貴婦人のミイラが有名です。遺跡からでてきたときはまだ弾力があって、解剖ができたんですよ。胃袋からスイカの種とか瓜の種などがたくさんでてきた。だから夏に死んだんだろうと推定されております。この貴婦人の側に置いてあった帛書のなかに『十一脈灸経』というのがあった。ですから、私たちが学んでいる『霊枢経』は、完成した段階で十二経になるんです。『十一脈灸経』はそれ以前の内容であるといわれています。ある程度のところまで来ると一つの哲学によって自然現象を説明している。これは西洋の自然科学でも同じだろうと思います。

そして臓腑と経絡はつながっております。臓腑と経絡の「標本」の概念ですが、「標」と「本」、「本」は「大本」、「標」は「枝」。臓腑が「本」であり、経絡が「標」であります。だから、「標」でもって「本」を知るということです。逆にいえば、この「本」である五臓六腑によって、「標」の経絡に病の

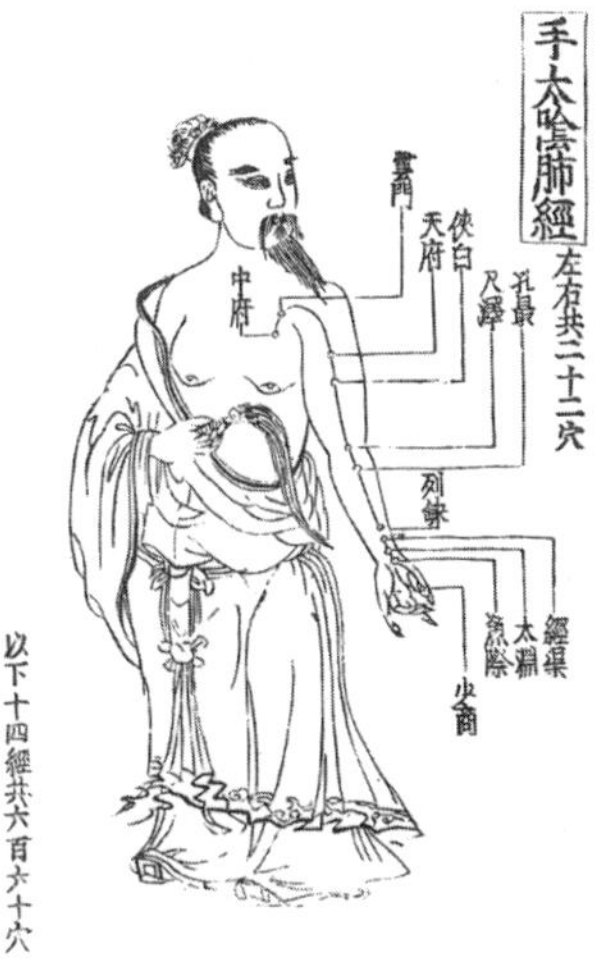

図11　手太陰肺経

異常が現れる。そのようにみることもできます。いずれにしても臓腑と経絡は一体のものです。

今までは臓腑と経絡は別だというような学問があったわけですが、私が著した『臓腑経絡学』（アルテミシア）という本に臓腑と経絡のことをまとめてあります。

6．経絡図〔十二経〕

(1) 手太陰肺経（図11）

太陰肺経、まず肺の臓の経絡を手の太陰肺経といいます。この手の太陰肺経がどういう風に流れているか、簡単にいっておきますと、この胃袋の辺りから起こります。ツボでいうと、中脘といいます。中脘から起こってきて水分というツボで大腸の腑と表裏関係を結びます。

肺と大腸は裏表であります。ここが肺の臓とか大腸の腑の診断点でもあるんです。中脘から水分に下がって、そこから上に上がって、肺の

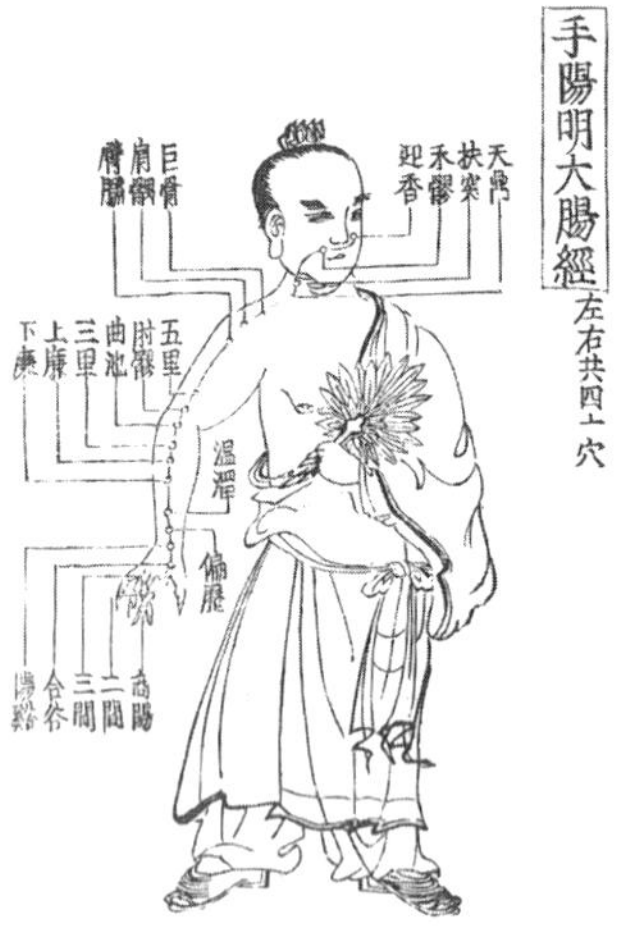

図12　手陽明大腸経

臓へ向かう。そして肺系、肺のつりというのはだいたい器官や肺の臓にかかわっているところです。そこからずっと、肩の方へいって、上腕前面を流れて、前腕橈側を流れて、親指で終わっております。

ここに原穴というツボがありますけれども、手の太陰肺経の太淵というツボであります。ここは一番代表的な箇所で、ここで手の太陰肺経、あるいは肺の臓がどういう状態であるかということを専門家は触れるだけでわかる。『陰陽論』のところでてでてくる「陽は昇り陰は下る」という法則があります。一般法則はそうなんですが、陰が陽を求め、陽が陰を求める場合はその流れが逆転するという話をしました。そういう意味で手の太陰経だから上から下へ流れる。

(2) 手陽明大腸経（図12）

手の太陰肺経が親指で終わりました。この流れを受けて、今度は示指へいくんです。手の陽

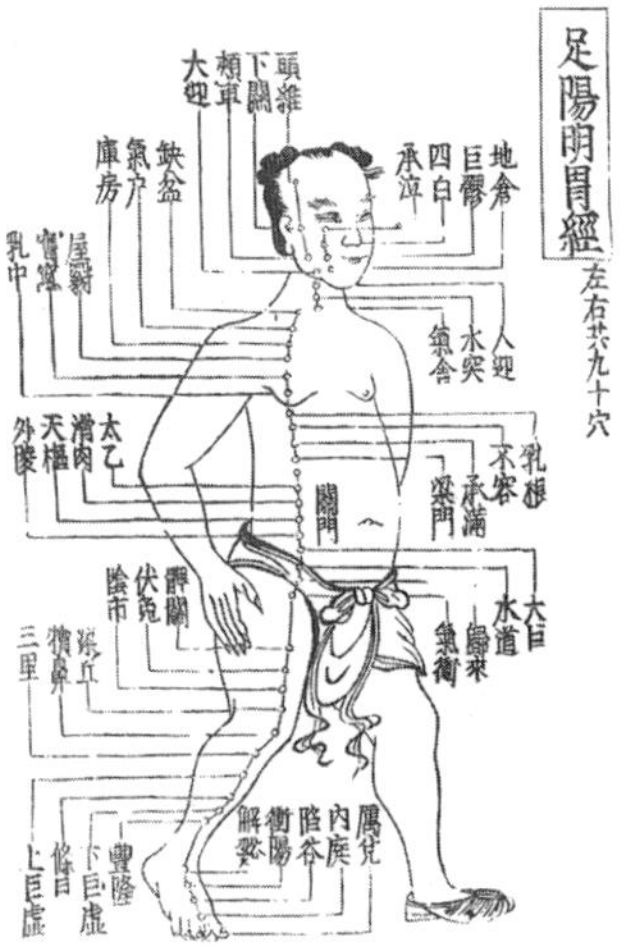

図 13　足陽明胃経

明大腸経ですね。人差し指から起こって上がります。一つは肺の臓について、そして大腸に直接つくのと、もう一つは顔面にのぼって、歯にいきます。歯から耳、目の下までいきます。これは特に下の歯と関係があります。

病院に行ってきたけど、まだ歯が痛いといった場合に、上か下か経絡の流れを調べる。水を含んで楽になるかきつくなるか、これで寒熱を調べるんですね。押さえて気持ちが良いか悪いか、これで虚実をみるんです。寒熱、虚実にしたがって、こういった要所に鍼をしてやる。そうすると痛みがとれる。重要なことは肩のほうから大椎へいき、大椎から背骨に入るという特徴なんです。

(3) 足陽明胃経（図13）

足陽明胃経は、大腸の流れを受けて、目の際から始まります。承泣・四白・巨髎・地倉と顔面から起こります。この経絡はみてわかりますように顔面を通るので、これの左右差のバランスが崩れると、顔面神経麻痺が起こる。顔が歪むのは、この経絡がいたんで起こる場合があります。

そして、この経絡は心の臓とかかわります。食べすぎて運動しないで横になっていると、ドキドキしますね。あれはこの関係なんです。

もう一つ重要なことは、これも歯と関係があるんです。西洋医学でよく咀嚼をすると胃袋に負担をかけないといっておりますが、我われの方からするとそれだけでなく、胃経を刺激するんですね。そして、足の方へ流れます。

(4) 足太陰脾経(図14)

足太陰脾経は、脾の臓の経絡です。これは足の陽明胃経の流れを受けます。経絡は全部つながっているんですよ。手の太陰肺経が胃袋のところから起こって手の陽明大腸経にいきましたね。手の陽明大腸経から胃経へいきます。

胃経から今度は脾経に起こってきます。胃経が足の末端で終わったのが、親指に来て隠白というツボから起こってきます。

それから、下肢の内側を上がって、陰器が集まっているところへきます。女性の婦人科疾患、男性器疾患、こういったものは、この経絡と密接にかかわっております。

そして、水穀の運化、水湿の運化を行う脾の臓と密接にかかわっております。そして、流れの一つはここから起こってくる手の少陰心経の大本となる膻中というツボに入ります。一つは背中へいきます。この脾の臓をやぶるだけで、背中が痛んだり、背中のこりが非常に多く起こってきます。

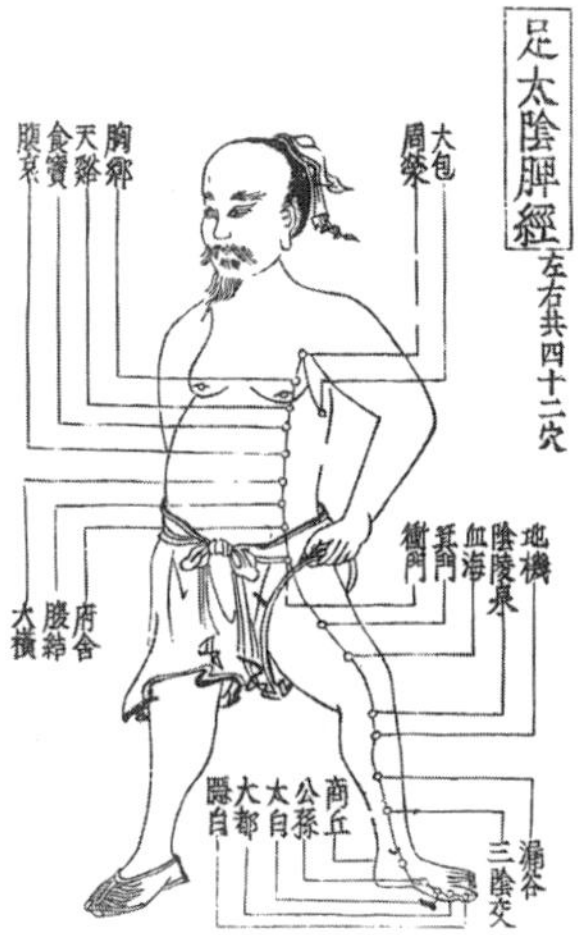

図 14　足太陰脾経

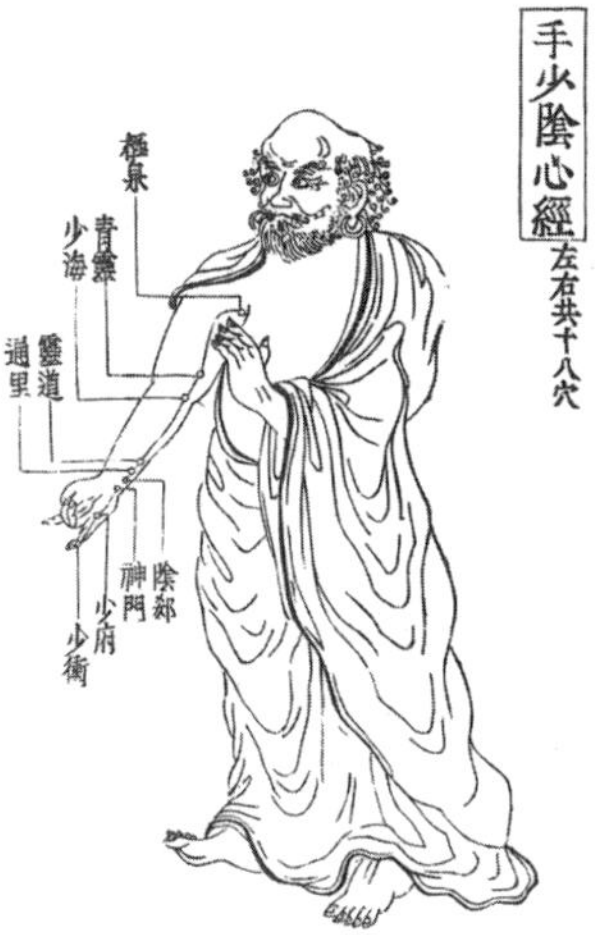

図 15　手少陰心経

(5) 手少陰心経(図15)

手の少陰心経は脾経の膻中に起こって、心の臓へ直接入ります。一つはそこから上がって目の中に入ります。昔、私が開業して間もなくの頃、友だちが中心性網膜炎になって、目が見えんようになったんですね。そのときに手の少陰心経の重要なツボ、神門という大切なツボに鍼をして治すことができたんです。目の中に入っているこの経絡を病むと目の病気になることがあります。

前にお話しましたが、心臓がドキドキして困るといった患者さんをこういったツボを使って治したということにも関連するんですね。

重要なことはこれは舌本にかかわっているということです。脳梗塞で舌がこわばってしゃべりにくい人は、皆ここをやられるんです。こういう経絡・臓腑を考えて治療すると舌のこわばりがとれて、しゃべりやすくなってくるんですね。

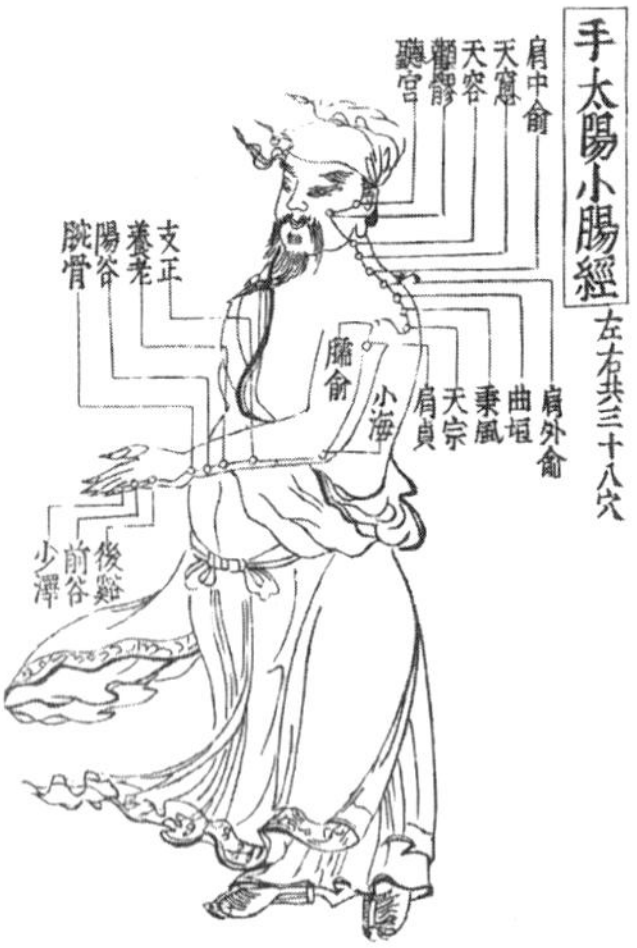

図 16　手太陽小腸経

(6) 手太陽小腸経（図16）

手太陽小腸経は心包とかかわる経絡です。心包では小指の薬指側で終わっていましたね。それが表側にでて、手の太陽小腸経が流れていきます。肩甲骨の部分を通って背中へ、そして耳・目の方へ上がっていきます。したがって、この経絡を病むと、中耳炎や外耳炎になって耳垂れがでたりします。この経絡で重要なことは耳と目が密接にかかわっているということです。

(7) 足の太陽膀胱経（図17）

手の太陽小腸経が目頭で終わります。足の太陽膀胱経はそこから起こり、ずっと頭の後ろを通り、背中にいきます。ここには兪穴《ゆけつ》という各五臓六腑を代表するツボが全部配列されています。ここで私たちはどの臓腑、経絡が痛んでいるかということを診断します。これを「背候診」といいます。この背候診が非常に重要で、手の感覚が良いのと悪いのではまったくちがいま

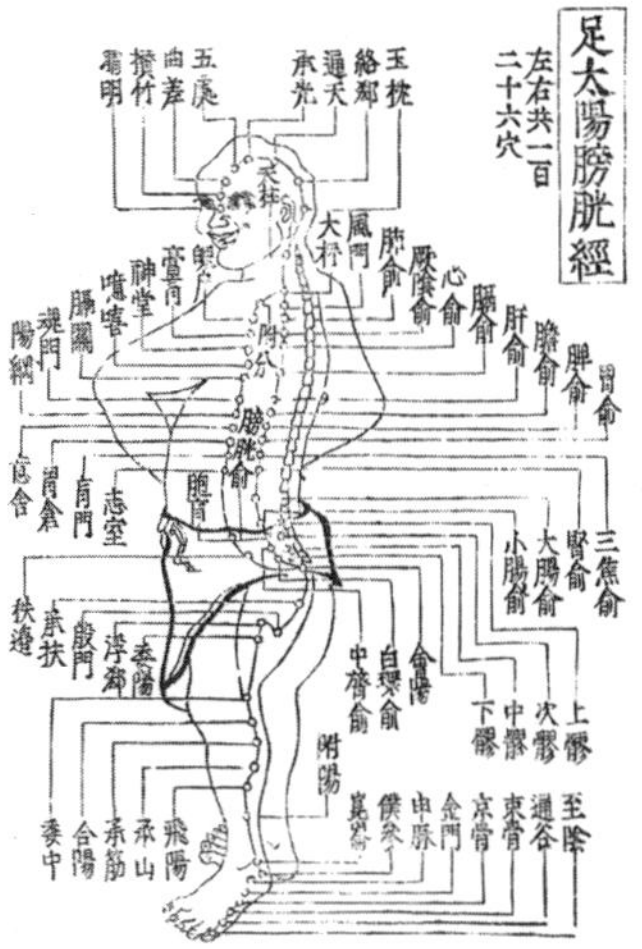

図 17　足の太陽膀胱経

す。私は40年やって、やっとわかるようになった。一年や二年でわからないのは、当たり前のことなんです。いわんや皆さんが今すぐやったってわかるわけがないんです。押さえて痛いところは圧痛があってわかるのもあります。しかし、その多くは簡単にはわかりません。

足の裏の方へ流れていくと、膝の裏に委中というツボがあります。ここを解剖したことがあるんですけれども、人間の身体の中の単一神経で一番太い坐骨神経が通っているんです。小指の太さ位あります。下手な鍼の先生にここを刺激されると神経痛がでて治らんようになる場合がある。やっぱりよく勉強してる先生に診てもらわないといけません。鍼だから誰でもいいとはいかないんです。こうして皆さんを啓蒙しているのは、りっぱな先生をつくるためかもしれません。このツボを上手に、刺絡という方法で治療すると、背中から首にかけての痛みがいっぺんにとれる場合があります。そのような重要な穴所です。そして、足の小指まで流れています。

私のところでは、手や足の末端に一本や二本しか打たない。そう、これは意味があるんです。こういう風に流れをよく見るとわかるように、まったく関係ないようにみえて、実は要所に鍼を打っているんです。あまり勉強していない先生はお腹と背中にぽんぽんと、鯛焼きのように表焼いて裏焼いてというように、全身に鍼を打つ。これはおかしい。そういう勉強ではだめですね。こういう大事な診断を二時間はかけて問診をやって、そして触って、大事なところに一本か二本鍼を打つ。これで治るもんです。下手なところに打つとよけいに悪くなる。異常があるから、それを治療するわけです。異常のないところを下手にいじるとかえって病気が悪化するということです。

(8) 足の少陰腎経（図18）

腎は体の元気をだすところだという話をしましたが、膀胱経の裏表で、膀胱経の流れが足の小指のところにいきます。それから足の裏には皆さんご存知の湧泉というツボがあります。泉が湧くと書くんですね。足の裏を揉んだら気持ちいいというのは疲れるからです。

かつて、お子さんが小児鍼で来院してました。熱がでると小児鍼に来るんですよ。熱がでたら鍼をしないというのは非常識で、どんな病気でもちょっとした熱をもちます。それを治せないようじゃ本当の鍼医者じゃない。それで、治療してやったら熱は下がって、急に食欲がでてくる。若いお母さんは、お腹がすいたというから慌ててその子にうどんを食べさせたところ、意識を失った。食べて意識を失う、これを食厥《しょっけつ》というんですね。胃袋に急に気が集まってしまって、心の臓の心神が侵されて意識障害になってしまった。うどん屋のおっちゃんもびっくりして救急車を呼ぼうとしたんですが、お

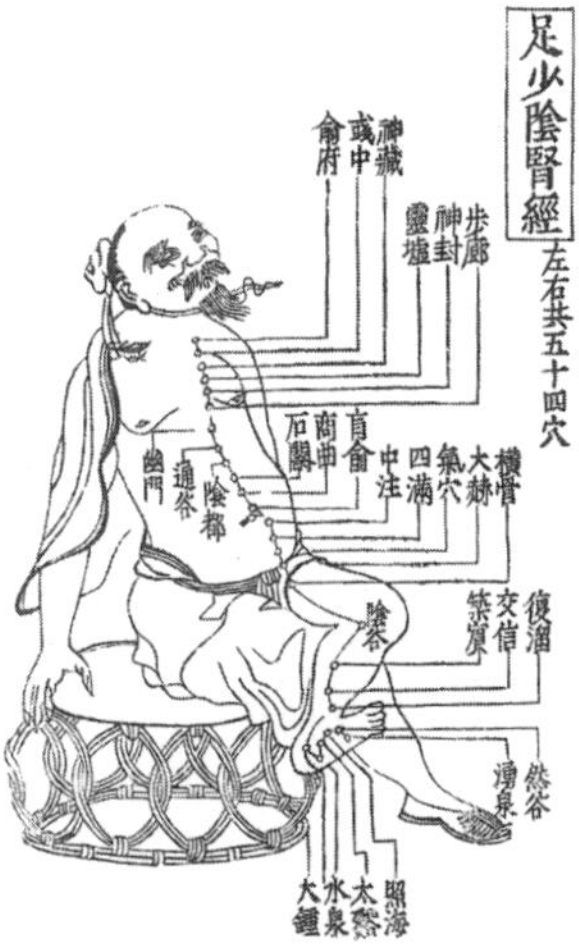

図 18　足の少陰腎経

母さんが鍼の先生のところへ行くというので、おっちゃんは青い顔で、おんぶしてやってきたんです。私は昼食時でごはんを食べておったので、弟子に足の裏の湧泉を揉むように指示しました。最初はぜんぜん意識がなかったんですが、一分も経たないうちに意識が戻ってきました。これで大丈夫だろうと帰らせたんですけれども、そういう気つけとして重要なところでもあります。ここは何もないときに下手にいじるとあまりよくないです。気つけに使うのでかなりきついツボなんですね。

　ここから足の内側を通って、膝の内側を通ります。そして陰部をまといます。脾経、腎経というのは全部、生殖器関係にかかわっているわけですね。ですから、こういう経絡を病むと生殖器も病んでしまいます。そして上に昇って肺の臓へいき、喉へいきます。そして項にきます。この経絡は喉の方へ来ますので、喉の炎症がなかなかとれず、耳鼻咽喉科に通っても治らない

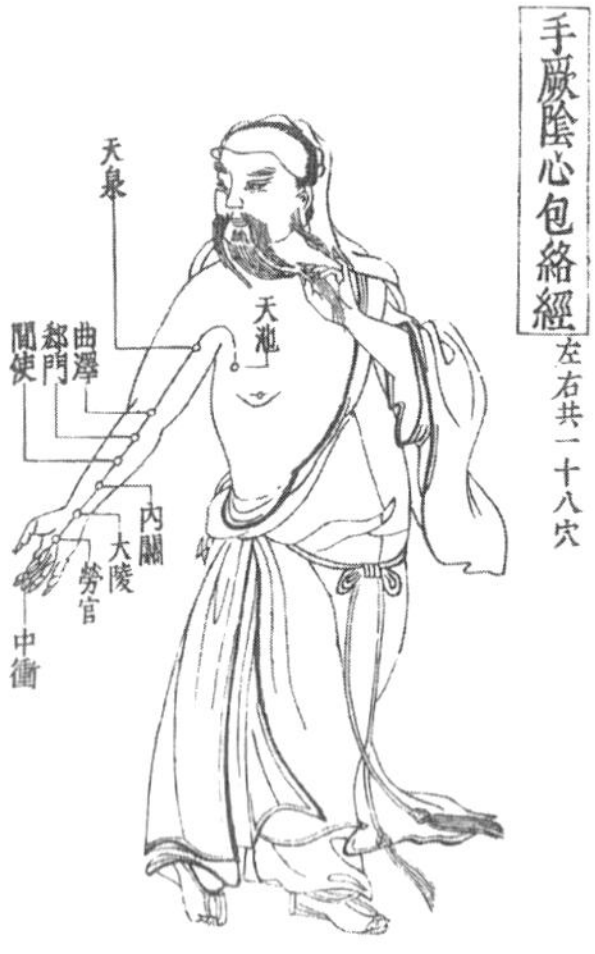

図 19　手の厥陰心包経

場合はだいたいこの腎経を病んでおります。この腎経を治さないことには喉ばっかりいじっても治らない。東洋医学の立場からすると、そういうことになります。

⑼ 手の厥陰心包経（図19）

手の厥陰心包経は心の臓から喉へいきます。手首の内側に内関というツボがあります。これは重要なツボで、心臓が非常に弱っているときにここには鍼を近づけただけでポーンと意識がなくなってしまうことがある。皆さん、ツボくらいなんでもないと思っているかもしれませんが、とんでもない。素人が下手にツボ療法とかいって手を出すことはまちがっています。きちんとした知識をもっておればいいけれども、知らずにやるのはたいへん危険なことなんです。

非常に弱っている状態でこういうツボをいじって、冷たいお風呂に入れでもしたら、まちがいなく発作を起こして倒れます。プロがやる

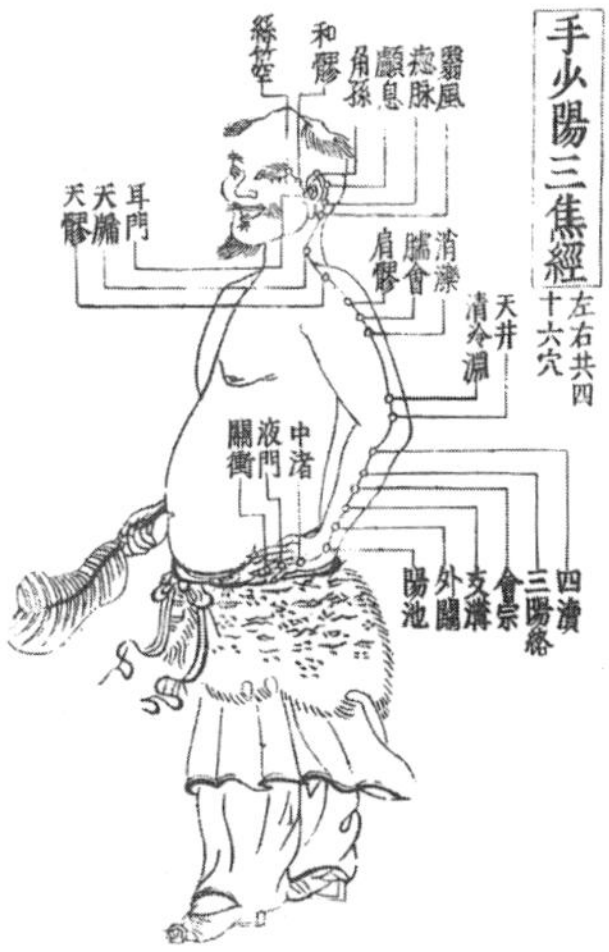

図 20　手少陽三焦経

とうまくいくけれども、下手にやるとこわいですね。よく勉強していない先生がここへボーンとやると危ないです。気をつけてくださいね。

東洋医学とはそういう医学なんですが、気楽に考えられている面があって、私は非常に危惧しております。簡単にツボ体操などといってほしくない。それがきちんとした学問にしたがってやっておればいいが、非常に危険を伴うことがあるのです。

それから労宮というツボがあります。労宮というツボは非常に敏感で、私どもが背中を触っていくときはここで感じているのです。

⑽ 手少陽三焦経（図20）

不可解な臓腑、奇恒の腑の三焦ですが、ここに陽池というツボがあるでしょ。手の少陽三焦経です。これは手の厥陰心包経と裏表にあります。

私の父が70歳のとき心不全を起こして体が冷

たくなってきたときに、ここにたくさんお灸をして助けた思い出があります。不思議なことにこれで助かったんですね。そういうツボです。

こういうところをちょっと使うだけでそういうことができるんです。本当に危ないところで、もうだめだろうと思ってやったんですが、それがちがった。父はそれから20年生きて、90歳近くで亡くなっております。よくもちましたね。陽池といって、陽の池と書いてあります。こういうツボを使うんですね。

⑪ 足少陽胆経（図21）

足の少陽胆経というのは、手少陽三焦経の終わりから流れをうけ、身体の外側を流れています。胆管がんの末期の患者さんを診ていたとき、しょっちゅう高い熱がでるから、調べてみたらこの辺りに独特のツボの反応があります。それをちょっと鍼でコンコンとやると、それからものすごく寒気がして、高い熱がでますね。西洋医学では胆管炎を起こすからだといっておりますが、私どもからいうと、この経絡が病んでいる。この経絡の停滞しているところにコンコンと鍼を打って、それからだいぶ元気になった。そういう現象が起こります。

こういうことは日常茶飯事なんです。だから、下手に素人が触ると危ないというのがわかるでしょう。これだけ効くということは下手にいじると危険です。だいたい効く薬というのは、一面で毒でしょ。毒と薬は裏表というんだから、効くということは危ないということです。だから下手にやっちゃいけない。ここは先程いったように目と深く関係します。光明というツボがあります。このツボをうまく使うと重度重度の眼科疾患を治せることがあります。緑内障の重いものや、視神経萎縮などがありま

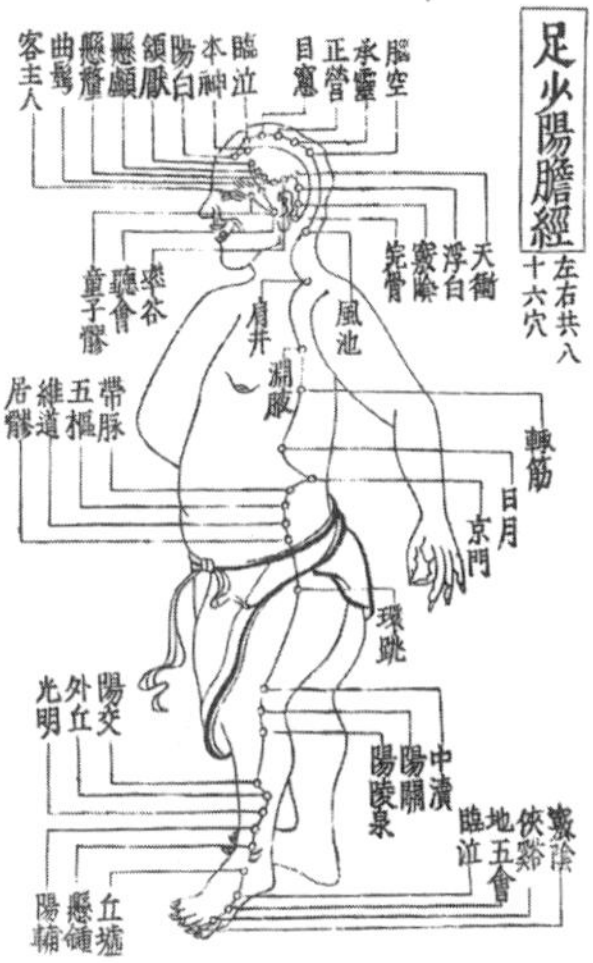

図21　足少陽胆経

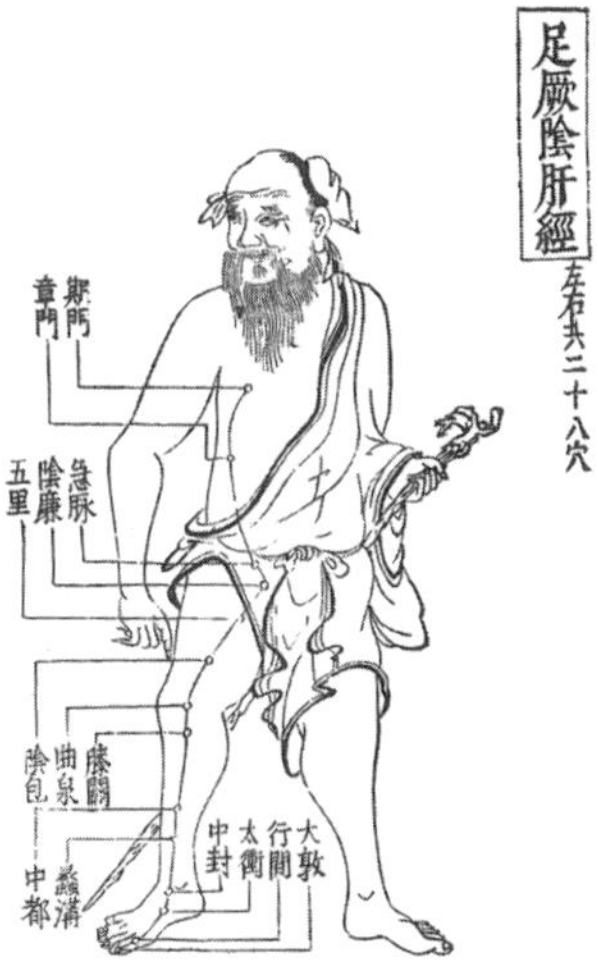

図22　足厥陰肝経

すが、こういう大事なツボを使って治す場合があります。

⑿ 足厥陰肝経（図22）

最後に足の厥陰肝経にいきましょう。足の少陽胆経が足の薬指で終わって、その流れを受けて足の親指の内側から起こってきます。そこからずっと上がってきます。これも生殖器と密接な関係があります。下肢に「蠡溝《れいこう》」というツボがあります。漢字の意味が深いですね。ツボの名前の漢字をいろいろ調べながらやっていくと深い意味があっておもしろいですよ。蠡溝は虫が穴におるという意味なんですが、これは陰部掻痒症や男性の前立腺肥大など、巧みに使うとよく効くツボなんです。

それから陰部に入りますね。それから肝の臓、それから肺ともかかわっております。だから足の厥陰肝経にかかわりのある喘息なんかは、喘息発作が今起こっているとして、太衝に鍼をすると軽い発作では即座に止まることは多々あります。呼吸器だから肺経とは限らないんですね。他から肺の臓が侵されている場合があるんです。たとえば、足の厥陰肝経とか、肝の臓を患って喘息を起こしている場合はこちらをたたいてやると治まります。

以上、簡単に臓腑経絡をみてきましたが、一冊の本の内容を一時間ちょっとでしゃべっているわけですからわかりにくいところもあったかと思います。しかし、これで東洋医学における身体の中のとらえ方のちがい、哲学のちがいといったものをご理解いただけたことと思います。

東洋医学は西洋医学とは異質な生体観をもっているんです。西洋医学のように心電図をとるわけでもないし、レントゲンをとるわけでもない。けれども、内にあるものを必ず外からとらえる。それが臓腑経絡学なんだということをお話ししました。

第７章

東洋医学の知恵に学ぶ

1．気一元という「ものの見方・考え方」

東洋医学は悠久の歴史をもち、そのなかで優れた実績を残しています。優秀な効果をあげた背景にはそれを指導した理論があります。それは気や陰陽というものの見方・考え方で、すべて長い歴史のなかで検証された普遍的な原理であります。これらの理論はちょうど人生経験豊かな老人の知恵のようなものです。

つまり、東洋医学は単に病気を治すためだけにあるのではなく、人が生活していくうえで大いに活用できる多くの有益な知恵に学ぶことでもあるのです。

東洋医学は、目にはさやかに見えぬけれども無形のものがまずあると、また、そこから一切の現象と物質が現れてくるという考えです。気というものは、基本的に目には見えない形而上の世界です。この気の理論は宗教、哲学、科学などの分野に派生していきます。

宗教は神や仏といった絶対的な存在を設定して、それらに対する帰依心でもって人間を救済するという考え方をします。気を理解したおかげで神や仏の存在を信じ、病気が治ったとかいう話が宗教にあります。

哲学は気の理論に基づいて一切の事象を説明したり、原理を探っていきます。

科学ではまず気を前提に置いて本質と現象の問題を、理論と実践でもって演繹法的、帰納法的に証明して確固たるものとしてとらえていきます。

(1) 自然と人

中国の気の概念というのは多分野にわたってつながっています。中医学は科学を中心に、哲学、宗教とも関係があります。そういう気の科学から、一切の存在は同根同体で気から成り立っているという「気一元」の考え方が生まれてきました。「気一元」という観点から自然と人を考えていくと、自然も気であり、人も気から成り立ちます。人は自然の中から生まれて相対的に独立しながらも自然とともに自然に生きる存在です。人も自然そのものですが、知性や理性があるために相対的に独立しているにすぎないんです。

最近沖縄に旅行した機会があったんですが、そこで何をするわけでなしにきれいな海をただ眺めているだけで、心がホッとしていくんですよね。それから夜になると都会では見られないような星が満天に広がっていました。私たちは本来大自然の中で生きているのですが、人為的なものが多すぎるために自然を感じることが少ないんですね。大自然にいるとなぜか癒されますね。ホッとできる世界があります。それは人間の本来あるべき姿は大自然に抱かれていることなんです。大自然の中で生きているのが人間なのに、いつのまにか相対的に自然から独立して先行してしまう、そして自分自身が疲れてしまうというのが現在の世界なんです。そういった自然と人との関係については『黄帝内経』に詳しく述べられています。

確かに人間の知性や理性によって文化や文明ができたわけですが、それらは自然に比べるとさかしらな知恵でできたものです。その証拠にどんなに大好きな仕事をやっていても疲れてしまいます。しかし自然は私たちが何もしなくても、存在する風、空気、空、海、すべてによってホッとさせてくれますね。こういう自然に対する憧れ、ノスタルジーが東洋医学の基本になっていきます。ですから私たちは自然を忘れた医学はありえないと考えております。

夏はクーラーをかけているところが多いと思いますが、本来夏は身体の中では熱が盛んです。だから患者さんにはスイカやメロンといったウリ類を食べなさいとよくいいます。ウリ類には「清熱・滋陰・利水」といった働きがあるからです。清熱とは熱を冷ますことです。滋陰とは熱で失った水分を補って潤わせることです。利水とは余計なものを小便とともに出すことです。ウリ類やパイナップルなどの南国で育つ食べ物は、身体を冷ますような働きがあります。そしてそれが自然がもつ働きなのです。

季節によって私たちの身体は変化するということは前に言いましたように、脈診でわかる。今は天気がいいけど後で一雨くるなとなったら、脈が独特な感じで潤ってきます。逆に雨が降ってじめじめしていても脈がしまってくるとなると、間もなく天気がよくなってくるということです。

人間の身体を診ながら自然の動きがわかる。そして自然の動きをみながら人間の身体の状態がわかる。これはまさしく自然と人は一体であることを証明するものです。そういうことに徹する考え方が東洋医学にあります。

春には春の脈、夏には夏の脈、秋には秋の脈、冬には冬の脈があります。ということは季節ごとに応じた身体の状態があるということです。季節に合わない脈を打つとき、これを病気という。本来自然の動きに合わせた身体の状況をつくっていくことが生理現象です。それに逆らった現象を病理現象だと考えているのが東洋医学なのです。

⑵一切の存在は同根同体――一神教と多神教――

宋学といいまして、宋の時代には中国哲学が盛んで陸象山[※1]という陽明学を発展させた有名な学者がいましたが、彼は一切の存在は「同根同体」だということをいっております。

一切の存在は「気」から生じている、つまり「気」を根としてさまざまな枝葉がでている。それは生きとし生ける生物、生命のない無生物、あるいは人間、こういったものは別々のように思われるけれども、それぞれはすべて気として存在しているということなのです。

一神教という発想は、これが正しくてあとは全部ダメだという発想ですね。東洋は農耕民族ですから、向かうところすべてに手を合わせている。特に日本人は八百万の神、その大元締めが天照大神、しかしそれはさまざまな神様を集めているだけにすぎない。あらゆるものに価値感があるというのは「気」という考えを取り入れるとまとまりやすいですよね。ですから多神教というのは農耕民族がもつ大変な知恵ですね。

仏教なんかでも、お坊さんがお経をあげているときに虫が飛んできても、馬の尾でできた払子《ほっす》というもので払うだけでしょ。あれは生きとし生けるものを殺してはならん、というお釈迦様の教えなんですね。これも「気」という考えをもつとすんなり説ける問題ですね。もともと「気」という一つのものが形を変えてあるのだから、虫を殺すことは自分を殺すという考えと同じ発想ですね。

（※1）
陸象山（りくしょうざん）
（1139〜1192年）
中国。南宋。儒学者

(3) 変化・時間を前提として存在

「気」というのはさまざまな形に変わり、形そのものがさまざまに展開していくという存在です。だから時間は非常に重要ですね。「あの人はあんなやったけども、気が変わってしまった」といって怒る人がおりますが、変わるものなんです、心変わりこそ本当なんです。心が変わらないということはないと思っておけば、気が楽ですね。そうなると信じるものがなくなってきますか……。

形も心も全部、移ろうものです。諸行無常といいます。ですからあらゆるものは変化する。そういう変化と時間を前提として存在するのが「気」という存在です。

(4) 生きることと死ぬこと

「気」というのが凝り集まって人というのが形成される。逆に「気」が散ってしまうのが死の世界です。しかし、再び「気」が集まって人として生まれてくる。これを仏教的にいうと、因・縁・果・応といいます。因縁を結んで結果として果応がでてくる。だから恐がることも喜ぶこともないんですよ。あの世に行くことに悲しむことも、喜ぶこともない。それが「気」という考えに基づく、生きていることと死ぬことの意義なんですよ。

(5) 健康と病気(調和と不調和)

「気」の考えに基づいて考えると、「気」が調和しているのが健康で、「気」の不調和が病気なんです。不調和はいつまでも不調和ではなく、調和に戻るチャンスがある。先程からいうように「気」というのは時間に応じて変化するんです。それを上手に変化させる鍼の先生にかかったら、パッと病気が治る。病気になったからといってがっかりすることはなく、一定の条件下であれば健康を回復する可能性がある。そういうことからいえば、がんが鍼で治ってもまったく不思議じゃないんです。

2. 陰陽論

『陰陽論』はむずかしい理論ですが、そこには私たちの生活に活かせる知恵があります。

(1) 極まれば異極に転じる

これは陰が極まれば陽に転じ、陽が極まれば陰に転ずるという考え方です。ものの極みには反対現象が現れるということですね。東洋医学で「真寒仮熱」といって、本当は身体が冷えているのに熱の現象として、口が渇いたり、暑がったりなどの仮の現象が現れることがあります。それを熱の病気だとまちがえて冷やす治療をしてしまったら、たちまち向こうの世界にやってしまいます。こういうことはよくあるんですよ。心臓発作が起こったといって、点滴を打ったら悪化してしまったという話ですね。これは私たちの理論からいうと、陰陽のバランスを逆なでしているんです。点滴をして良い場合と悪い場合があるんですね。西洋医学には「陰陽」とか「寒熱」という考え方がないんです。だからなんかなしに心臓の働きを鼓舞させて酸素吸入するという考えしかないのです。

この極まれば異極に転ずるは、日常生活でもみられます。嫌いや嫌いやと言って本当は好きだったり、好きや好きやと言って本当は嫌いだったりとかですね。極まると反対のことを言ったりしますから、「おまえ、こっちゃったんかあ」と気づいてくださいね。ほかにも「可愛さあまって憎さ百倍」

といいますね。だから愛情のもちすぎもよくないんですね。

そういうことで東洋医学の知恵を使ってください。なんでも「ほどほどに」ということですね。極まると反対現象が起きてますからね。私は経済のことはよくわかりませんが、さまざまな社会事象についてもいえると思います。人間の知恵として非常にすばらしいものだと思います。

⑵ 緊張と弛緩

落語家に桂枝雀さんという名人がおりました。「世の中のものごとは緊張と緩和です」とやっておったね。すべてのものごとは緊張して緩み、また緊張する。笑いのなかで彼は、一定程度緊張することと緩むことのバランスが大事だということをいったんです。先程、沖縄に行った話をしましたが、緊張をほぐすためなんですね。緩めばいいかといえば、緩みっぱなしもいけない。一定の緊張がなくてはいかん。そういう緊張と弛緩のバランスがとれていることが非常に大事なことなんです。それは自然界に春夏の陽があれば秋冬の陰があるように、そういうバランスが重要なんです。

私たちの心と身体も緊張と弛緩のバランスをとらなければならないということなんですね。これは食べ物についてもいえます。玄米菜食がいいといって、そればかりを食べるとバランスを崩します。なぜなら陰陽の原理から外れますから。だから陰の食べ物、陽の食べ物をバランスよく季節に応じてとらなければなりません。

これに関連して『素問・四気調神大論』のなかに興味深い部分があります。ここでは春夏秋冬、季節に応じた処世の術を教えてくれています。まず春夏は朝早くに起きて夜遅くに寝なさい。どうしてかというと春夏は「陽」の時期で、起きている時間は「陽」、寝ている時間は「陰」だから、「陽」を養えということなんですね。そして気持ちもゆったりと、さらに髪の毛を結うのもゆったり結いなさいといってます。そこまで徹底しているんですよ。秋冬は「陰」だから寝る時間は長く、起きている時間を短くしなさい。動物でも冬眠するのは「陽気」が漏れないようにするためです。

また秋冬は草木は枝葉を払って、根っこに栄養がいきますよね。だから山芋を食べるのは冬がいいんですよ。逆にサトイモの芋茎《ずいき》なんか、春夏に食べるとおいしいですね。そういうわけで春夏秋冬の生活の所作、食べ物の取り方の工夫のしかたを古典は教えてくれていますが、そこに緊張と弛緩のバランスがあるということなんです。

また、人と人とのやり取りにおいて緊張と弛緩がありますね。相手がカンカンになっているときにこちらもカンカンになっているとけんかになるじゃない。相手がカンカンになって「陽」とでれば、こちらはフンフンと「陰」とでて話を聞いていると、相手の「陽」が極まって落ち着いてきます。

そしたらこちらは「陽」となってカンカンとやります。これは陰陽のバランスなんですね。お互いの話し合い自体が一種の緊張と弛緩となっております。だからタイミングがずれると、けんかになったりして話になりません。話になるためには緊張と弛緩のタイミング、バランスをとるとうまくいきます。おもしろいですね、緊張と弛緩ということがあらゆることに応用できますね。

(3) 消長と同根

これも緊張と弛緩にかかわりますが、一方が勝てば他方が負けるということですね。春夏秋冬でもって「陰陽」を説きましたが、春夏は「陽」が勝って、「陰」が負けている姿です。秋冬は「陰」が勝って、「陽」が負けている姿です。「陰陽の場」が通常の場合、消長関係が働きますが、陰陽の場が縮小していくと、「陰陽の同根」という法則が働いていきます。これは夫婦で若いときはけんかばっかりしておったけども、年をとったら助け合わなければならないということと同じですね。

通常の場合は「陰陽」のどちらかが勝っていたら、そちらを落とせば他方が上がってきますが、「陰陽の場」が縮小され、「陰」が負けていたら、「陰」だけを補っていたらダメで、「陽」を補いながら「陰」を補っていかなければならない。

おばあさんが弱っていたら、おばあさんだけでなくおじいさんも助けるのですね。逆もそうです。手をつないでいくために、両方を助けなくてはなりません。

これは政治においても使われる現象ですね。自分のところが著しく弱っている場合は同根の法則を使って仲良くしなければなりません。そこそこ強いときは消長の法則を使っていきます。日本はアメリカに対してどうも同根の法則しか働かないというのが現実ではないでしょうか。これはやっぱりおかしいわけですね。

だから同根の法則は、一方が倒れれば他方も倒れるほど「陰陽の場」が縮小されているときに使われます。「陰」が弱れば「陰」だけでなく「陽」も補い、「陽」が弱れば「陽」だけでなく「陰」も同時に補っていきます。手つなぎの法則ですね。

漢方に八味丸という薬があります。この薬は腎陽を補う薬ですが、実際は腎陰も補いながら腎陽も補っているんですよ。これは腎陰を補う六味丸から発展してきた薬といわれていますが、一方では八味丸から減らしたものが六味丸になったという説があります。どちらにしても八味丸のなかに六味丸が入っているんだという考え方、これは非常に重要なんですね。

腎陽を補うときにいつもそうかというと、腎陽だけを補う薬もありますよ。真武湯という薬はもっぱら腎陽だけを補い、消長の法則を使った薬です。

だから同じ腎陽を補うといっても、その条件下がちがうんですね。同じ「陰陽」でも、消長の法則を使う場合と同根の法則を使う場合がちがうんですね。

「陰陽」という問題は非常に深く根本的な問題ですので、後で易の理論から「陰陽」を掘り起こしてもう一度説明いたします。東洋医学から「気」と「陰陽」を除けば何も残りません。

逆にいえば「気」と「陰陽」を理解できれば東洋医学はわかったといっても過言ではありません。

(4) 循環

「陰」から「陽」へ、「陽」から「陰」へという循環の法則があります。いいことわざがありますね、「冬来たりなば春遠からず」。冬の暗い状況があったならば必ず明るい春へとつながっているんだ、という希望がありますね。別の言い方をするならば「一陽来復」ともいいます。『易』の卦でいう「地雷復」という卦ですが、季節でいうと真冬から少し春が来たという卦です。「陰」は「陰」だけでなく必ず「陽」につながっているんだということです。「陰陽」というのは循環していますから必ずいいときがあります。逆に良いときがあるから悪いときもあります。わが国の経済に例えてみても、景気がよくなったり悪くなったりしていますよね。

易者はうまいことというんですよ。「今は悪いことばかりだけど、必ず良いことがある」。これはまちがっていないんです。どんな卦がでても同じことなんですよ。

すべてのものは循環していて、あらゆる事象が刻々と変化しているんだというのが、『易』や気の考えです。

(5) 標本

ここでいう標本という理論は非常に重要です。標本とは「根幹と枝葉、主従、本質と現象、表裏、前後などの概念を設定し、ものごとの物差しとし、問題解決の序列を考える道具とする」ということです。この考え方を利用すると、あらゆる世の中の事象を説明することができます。

枝葉は「標」にあたり、根幹は「本」にあたります。植木屋さんは樹木の枝葉をみて根っこはどれだけ下に伸び横に広がっているかを読みますね。これを「標をみて本を知る」といいます。これを応用しますと朝顔が上へ伸びないようにするためにつるを切るのはもちろんですが、陰陽の互根でもって根っこの部分を切ると、つるは上へ伸びません。主従は主人と家来という風に理解してください。だんなさんと奥さんということも考えられますが、今はどっちがだんなさんかわからん家庭が多いですね(笑)。

前後については因果関係のことであると理解してください。具体例としてあげますと、まず「腰痛が起こり次第に脚痛が生じた」ということです。これは一つの前後関係、因果関係を示してます。最初に起こった腰痛が「本」であり、次に起きた脚痛が「標」であります。だから腰痛を治せば、脚痛はほっといても自然に治ることが多く、逆に脚痛から治療し始めるとかえって悪化することがあります。この「標本」を理解していると、ものごとはどこから起こってきてどこから対処しなければならないかがわかるんです。

次の例として「慢性病を患っているところへ新たに風邪を引いた」ということを取り上げます。この場合、慢性病は糖尿病でも肝臓病でもいいですが、これは「本」で、風邪は「標」です。そして、急性の病を治さないと慢性の病が治せないので、風邪の方から治していかなければなりません。風邪を無視して慢性病を治そうとすると、風邪が悪化して慢性病がさらに進行してしまいます。この場合、あとからきた新しい病気を先に治せということです。

これを東洋医学の偉い人は「急なれば標を治し、緩なれば本を治す」と簡潔にまとめてます。急性の病がある場合、先に「標」を治しなさい、慢性に患っている病は「本」を治しなさいということですが、いずれにしても「本」を治す場合の一つの序列であります。こういう「陰陽」の使い方をします。

そして現在起こっている社会事象を「標本」を使って説明します。最近、低年齢層の人が起こす殺人事件が多くなりましたね。それは当人の罪の意識の低さがあるから起きたのでしょう。原因はさまざまあると思いますが、その重要な原因の一つに生き物の生き死にに立ち会う機会が少なくなった、特に死にいく姿をみる機会が少なくなったということが挙げられます。

今は昔みたいに家で死を看取ることがなくなりましたね。私は問題だと思うのですが、家の者も恐がって完全看護とかいって病院へ送りたがります。私は患者さんの家族に「最後まで家に置いておくべきなんだよ」と言います。自分の家で皆で看取られて死ぬのがいいじゃないか。管だらけになって病院で死ぬというのは非常に問題ですね。出産も昔は家で行われていました。人の生き死にが畳の上で起こっているということが大事なんだと思います。

さらに昔みたいに自然が少ないから、虫を取ってきて殺すことを知らない子どもが多すぎますね。私が子どものとき、蛙を取ってきてお尻から竹筒でもって空気を吹かし、蛙のお腹を膨らして、川へ返すと、その蛙は泳ごうにも泳げないという残酷なことをよくやってました。そういう生き物に対して一定の罪を犯すと、生き物を殺しちゃいけないんだなということに気づいていくんです。

今の子どもにそういう経験があまりないと思います。また、コンピューターゲームといった仮想と現実が入り混じった世界に生きていますね。かなりリアルに人を血だらけになって殺すゲームがありますが、子どもたちに仮想と現実が識別しにくくなっている面があります。

そういうことを「標本」を使って考えてみます。

低年齢層の殺人増加、当人の罪の意識の低さ→標

生き死にに立ち向かう機会が減った社会、仮想と現実の混在した社会→本

これで全部説明できるわけでありませんが、わかる部分もあります。「あんなことをしたけど、普段は普通の子ですよ」「まさかうちの子が…」というのを、テレビでよく見聞きしますね。条件がそろえばどの子でも犯す可能性があるということなんです。だからそれは単にその子や家庭が悪いわけでなしに、社会全体として共有していかなければならない問題なのです。

このように「標本」を使うといろいろな社会問題を解析できますので、起こった事件について、どれが「本」でどれが「標」かで考えてみるといいかもしれません。これが自由にできたら病気治しも同じことなんですよ。私たちはこの原理を使って病を分析しているのです。

3. 心のさばき

最近の人は心のさばきが悪いんですね。さばさばとしていなければいかんのに、もつれておる。私は40年間この仕事を続けてきて、幸い患者さんに恵まれていて、ベッド10台の患者さんを次から次に診ていくこともあるんです。これが私にとっていい勉強になりました。どういうことかというと、A、

B、Cと移っていきますでしょ。Aをやったら、Aを忘れなければBのことに集中できません。Bをやったら A、Bのことを忘れなければCのことに集中できません。心がパッパッと移り変わることができる。心はコロコロ転がるから心ということを前に言いましたね。これが停滞したり、もつれたりするとだめなんですよ。

私の生活がそのようにさせてくれたのですが、私は極めて心のさばきが上手なほうです。これはこうだと一回切ってしまうんですよ。それがもつれそうになったら後からじっくり考えればいいんですよ。その場でわからんのに一生懸命考えようとする、しどろもどろになって疲れちゃった、そういう人が多いですね。うつ病の患者さんによくみられますね。心のさばきが悪い、それを東洋医学は見事に説いております。

「恬惔虚無[※2]、真気従之、精神内守、病安従来」

「恬惔虚無」

これは心がさっぱりして、そして心を一度無にする、いわば消すということです。最近は〝デジカメ〟が出回ってますが、消したらなんべんでも写せるじゃないですか。それを消さないところに写すもんだから二重、三重となってしまう、皆さんの頭はそのような状態になっていませんか。頭の中がごちゃごちゃになっとる。心をさっぱりさせて消しなさい。そうすると本来の頭脳明晰の状態に戻れるんです。

たとえば、コンピューターがややこしくなったときにリセットするというのがありますね。そのリセットの状態にすればいいんです。

（※2）『素問・上古天真論』

「**真気従之**」

人間の体の中にある満ち満ちている生命が溢れるぞ、ということです。

「**精神内守、病安従来**」

心をあちこち動かさんとさっぱりとした生き方ができれば、どうして病にかかることがあろうか、絶対にかからんよ、といっています。

心のさばきを勉強すると東洋医学に触れた値打ちがあります。こういう風に心のさばきをうまくすることによって、病気を寄せつけないという健康法があります。身体を動かしたり、サプリメントといろいろな健康法がありますが、この心のさばきはお金がかからない、今からでもやろうと思えばできますね。

それから七情、喜び・怒り・憂い・悲しみ・思い・恐れ・驚き。東洋医学では、これら七つがバランスよくとれておればいいということをいっております。だいたい今の世の中、悲しいことと怒りしかないじゃないですか。喜ぶことは少ない。そこで先程からいっている「陰陽」ですね。怒り、悲しみがあれば、その反対側には必ず喜びがある。そっちの方にも目を向けなければならないのに、一方だけに目を向けると悲しみと怒りばっかりや。それは偏った見方と東洋医学は教えております。一方で悲しみがあれば、他方では喜びがある。お葬式なんかでおじいちゃんやおばあちゃんが亡くなっても、赤ちゃんがおる。それは悲しみと喜びが並存しているわけですね。そのようにものごとを公平にみていくことも「陰陽」を理解する方法です。

4．処世の知恵

世の中を生きていくうえでの知恵は何か。

⑴ 己を知り彼を知れば百戦危うからず

これは『孫子』[※3]の兵法の言葉です。戦をする際に相手を知る前に自分がどれだけ能力があるのか、どれだけ経済力があるのか、どれだけ兵隊をもっているか、どれだけ優秀な家来がいるか、アホな家来ばっかおってもダメだけどね（笑）。

さまざまな条件を知る、それを己を知るという。さらに戦をせんとする相手は何者か。経済力、兵力、頭脳、これらを分析し、己と彼との力関係でこちらが有利であれば、どれだけ戦っても勝てるよと、これは医学においても同じことです。

「言[※4]不可治者、未得其朮也」

「未得其朮也」は学術が身についてない、あるいは医学の発展が伴っていないともとれますが、「病気が治らないということはその人が学術に長けてないからだ」という意味で、要するに病気が治らんのはおまえの腕が悪いということなんですね。きついですな、これをいわれるときつい。だから先程の論と合わせて考えると、自分の腕を分析して病気がどの程度かわかればどんな病気でも治る、それができなければ治せない。今から２５００年前の言葉だけど、これはあらゆることに応用できるんじゃないですかね。

（※3）『孫子』
孫武
中国。春秋戦国時代

（※4）『霊枢・九鍼十二原論』

(2) 勝ち戦と負け戦を知る

「虚実」のところで病気の状態には勝ち戦と負け戦があるということをいいましたよね。「虚」は補い、「実」は瀉《しゃ》すのだけれども、負け戦を勝ち戦にもっていくにはどうしたらいいか。テレビで『朝まで生テレビ』というのがありますよね。私はあれが大好きなんですよ。皆ワーワーやってますね。論点をはぐらかさんとどうしたら勝てるか。あれも一つの戦いです。要は自分の得手の部分で相手を叩けばいいんですよ。あとは「標」と「本」をわきまえてね。

言うことは簡単だけど、その場で瞬間的にでてくるのは、なかなかできないんですね。あらゆる戦い、ものごとには勝ち戦と負け戦があって、勝ち戦のときにはものごとがやりやすいけども、負け戦のときはやりにくいということを悟って状況判断をよくせなあかんということだと思います。これは東洋医学の知恵です。勝ち戦の場合は戦いを大いに挑んでやればいいし、負け戦の場合は態勢を整えてじわじわと「邪気」を退けていく戦法にでていかなきゃいかんのです。

(3) 勢いに乗じる態勢

『霊枢』に、熱がでて一番盛んなときになんぼ治療してもあかんから、しばらくは様子をみろと書かれています。陰陽で極まれば異極に転ずる、一時的であるけれども必ず熱が下がるときがあるから、そのときにポンと叩けと。ものごとには勢いがある。その勢いを判断して処置するというのはすごい知恵ですね。

東洋医学はその知恵を使って熱病も治すし、あらゆる病気も治します。たとえば、この熱は夕方からでるとか、夜中にでるとかを分析を加えたらわかるわけです。その熱の最中でなしに、熱ができってしまった後にやるのか、あるいは先手を打って叩いてしまうとか、つまり勢いに乗じて処置するんです。

織田信長が桶狭間の戦いで約十倍の兵力をもつ今川義元に勝ちましたよね。地の利でいうと織田側は高いところに位置しておって、今川側の兵隊が休憩していました。そのとき嵐が来て、まさしく「虚」に乗じたわけですよ。わずかな兵隊でも勢いに乗じて戦えば勝てる場合があると、信長は知っておったわけですね。

病気治しもそうだし、あらゆるものごともそうです。勢いがないときに空元気ではダメなんだよね。勢いがあるときは多少無理してもいけるんです。だからこの勢いというものを利用する。また博打の名人もよくいっております。「ついているときは一気にいけ。つかんときは無理せんとじわーっといけ」とね。だいたい当たってるんですよ。博打にまで応用されておるということなんですね。勢いというのは人生において確かに大事なんです。

(4) 屈折による処置の有効性

ものごとは直接的にいかないで、屈折的にいった方が良い場合が多くあります。そのことについて『素問』にこうあります。

「**善用鍼者、従陰引陽、以右治左、以左治右、以我知彼、以表治裏**」[※5]

これは屈折したやり方です。陰陽の消長の理論からして陽が勝って陰が負けているとすれば、陽を降ろしてもいいんだけども、陰を上げれば陽は相対的に落ちますね。これは一つの屈折法です。電話

(※5)『素問・陰陽応象大論』

もそうですね。私たちがいくら大きな声を張り上げても１㎞先には届きませんが、小さな声でも音波を電気の波に変えたら世界中に届きますね。これも一つの屈折法なんです。直接届けばいいんだけども、それが届かない場合は屈折していくというやり方です。「急がば回れ」ということわざもあります。

こういう屈折したやり方、人生においてさまざまあります。政治家が不正をして責任逃れをするのに秘書がやったというのも屈折法のひとつですな。

こういう悪い屈折法もあれば、いい屈折法もあります。ある人を説得するにも直接交渉すると反感や拒否されたりするが、間接的にもっていくと知らない間に相手が包まれて、こっちのいうことを聞くことがあります。

(5) その他

「如臨深淵、手如握虎」[※6]

これには鍼を用いるのがうまい人は、というのが省略されているのですが、「鍼がうまい人は、深い池を探るようであり、あるいは手で虎の尾を握るようである」といっています。これは何を意味しているかというと、鍼という医療は人の命にかかわるから非常に慎重でなければいかんが、同時に慎重だけでは病は治らん。

ここぞというときに大胆にでていく。慎重かつ大胆に処す。これは東洋医学の知恵であります。何事かやろうと思えば、この両面をとらえていかなければならない。これがあらゆるものごとを大成させるこつだと教えております。これは非常に深い知恵だと思います。

（※6）『素問・宝命全形論』

第8章 東洋医学の人間観を知るⅠ

1. 東洋医学の理想的な人間像

「上古之人、其知道者、法於陰陽、和於術數、食飲有節、起居有常、不妄作勞、故能形與神俱、而盡終其天年、度百歳乃去、今時之人不然也、以酒爲漿、以妄爲常、醉以入房、以欲竭其精、以耗散其眞」[※1]

「上古の人、その道を知る者は陰陽に法り、術數に和し、食飲に節あり、起居に常あり、妄りに作労せず、故によく形と神俱わる。つきてその天年を終わる。百歳を度としてすなわち去る。今時の人はしからず、酒をもって漿を為し、妄を以って常と為し、酔をもって房に入り、以って其精を竭せんと欲す。以って其眞を耗散す」

簡単に解説しますと、「古《いにしえ》の立派な聖人は天地自然の法則である陰陽にしたがい、生活習慣や飲食

（※1）『素問・上古天眞論』

に節制があり、妄りに疲労することもないので、心身が安定したまま寿命を全うした。百歳を超える」といっております。なかなか大変なことです。ところが「今の世の人は…」。これは『素問』の書かれた2500年前の当時の人のことです。

「既に酒を湯水の如く飲み、不摂生な生活習慣を常時とし…、よってエネルギーを消耗する」。これはもう現代にぴったり当てはまりますね。自然に逆らうことばかりしています。本当の聖人（立派な人）は、そういうことに組みしないという教えがあります。

次にこうあります。

「[※1]上古聖人之教下也、…恬惔虚無、眞氣從之、精神内守、病安從來、是以志閑而少欲、心安而不懼、形勞而不倦、氣從以順、各從其欲、皆得所願、故美其食、任其服、樂其俗、高下不相慕其民故曰朴」

「上古の聖人の教えを下るや、恬惔虚無にして、眞氣これにしたがい、精神内に守らば、病いずくんぞしたがい来たらん。是を以って志《こころざし》を閑《かん》とし少欲とし、心を安んじ懼《おどろ》かず、形勞して倦《うま》ず、氣從い以って順とし、各《おのおの》その欲にしたがって、皆願うところを得る。故に其の食は美《うま》しとし、其の服は任し、其の俗は樂し、高下相慕《あいした》がわず、其の民ゆえに朴という」

これもむずかしいことをいっております。「古の立派な聖人の教えによると……心がさっぱりとし……、欲望と自らの思いとにずれがなく与えられた運命をよしとし」、これが私たちにはなかなかできないんですね、不服だらけで。人がうまいことといくのに、自分はうまくいかないとかね。これが実は人間の苦しみの大本なんですね。

本来は「与えられた運命をよしとし、決して他人の幸せを羨むことがない」とあるべきなんです。「人の不幸が大好き」というのが私たち俗人の在り方なんですね。人がうまくいっていれば羨む。これがまた、人間の苦しむ元なんです。ここに書いてあるように、できれば「……これを本来の素朴な幸せというのだ」。これは、本当に理想的ですが、簡単にはできない。

しかしながら、このなかに私は一抹の救いをみております。その救いをみるためには、現実の私たちの姿を直視する必要があります。

2. 現実の私たちの生活

(1) 生活の乱れ

長距離トラックの運転手さんが心臓発作を起こして私のところへ来られたが、寝る時間もなしに10時間以上も運転し続けていたという。「そんなことをしていたら死にますよ」というと、「休むと会社が雇ってくれない。やりたくはないが、生活のためにしかたがない」と言っておりました。しばらく治療が空いて、やっと再治療に来たので「どないしたのか？」と聞くと、「あれからまた死にそうな発作を起こし、とうとう金のためでなく自分の命が惜しいので仕事を辞めた。今度は真剣に治してもらう。早く治して故郷に帰る」と言っておりました。

自らの自堕落な生活によっても起こるのですけれども、社会生活のなかでどうにもならないこともたくさんあるわけです。こういうことが認められないとなると、救いようがないですね。けれども私は、実は救いようがあるのだという観点に立って、お話をしたいと思います。

(2) 個人的な苦悩(人間苦)、社会人としての悩み(現世に生きる者の苦しみ)

さらには個人的な苦悩、人間苦ですね。お釈迦さんは生老病死、四つの苦しみを説きました。「四苦八苦した」とよくいいますけれども、これは仏教の言葉ですね。「生まれたこと自体が、実際は苦しみだ」と、お釈迦さんはいっております。さまざまな災いが起きますね。人として「こうせないかん」「ああせないかん」、生きていると「飯を食わないかん」「がんばらなしゃあない」と。こうしてみると、「生きていること自体は、決してそんなに幸せなことではないのだ」と。このことが大事ですね。

最近の新興宗教などは、上手にいいます。「病気が治る」「金持ちになる」。甘い言葉ですね。誰でも金持ちになって、病気しないで健康でいられれば苦労はしない。しかし、それが引っかかる元です。人間には計り知れない欲望があり、それを満たそうとするのが、そういう人間の考え方なんです。

本当の教えというのは、まず苦しみから教えるのです。「そんなに簡単に幸せにはなりませんよ」と。これはね、『素問』も最初は聖人の教えとしていっているのですが、実はそれには裏の意味があると思うのです。「生まれたこと、生きること自体が苦しみだ」ということですね。

人はだんだん年をとる。やっぱり嫌ですよね。若いままならよいがそうはいかない。私も「若い若い」と思っていましたが、開業して40年以上も経つと、60歳を超えました。決して若くない。老境です。体を鍛えたり、これからお話するようないろいろな心の訓練もやっているので大分ちがいますが、やはり年をとります。これは避けて通ることができない。鏡をみるたびゾッとしますね。皺が増える。決して美しくない。老醜という世界に入ってくるのです。

さらに病気をする。生きている間、よほど健康でないと病気をする。これも苦しみの一つ。徹底的に私たちをガッカリさせるのは、死というものですね。「自分が亡くなるぞ」と思ったら、大変な苦しみですね。これについてはまた詳しく述べますけれども、ざっと考えても四苦というものが最低限あるんです。

どうしたらそこから脱して、私たちの心は安寧し安心できるのか、そして立命するのか。なぜ私たちは生まれたのか、なぜ生きているのかがわかれば、それなりの救いがあるのです。まず現実の私たちが生きている姿、それは社会的な避けて通ることのできない生活、個人としても誰もがもっている苦しみがあります。

たとえば家族は否応なしに決まっているので、「親をやめてくれ」「子をやめてくれ」とはいえない。既に決まっている。また、会社に行ったら嫌な上司がいるし、いくらいってもいうことを聞かない部下もおる。上にも下にも挟まれて苦しまないといけない。これも現実なんです。そういうなかで『素問』にある「心がサッパリしてこだわりがない世界」をもつにはどうしたらよいのか。そういったことが重要な問題になってくるのです。その前に、私がこの道に入って救われたという話をしてから、本題に入っていきます。

3．この道に入って救われる

(1) 代々この仕事を受け継ぐ運命

代々この仕事をする私の鍼灸院はおかげさまで血統書つき。馬でいうとサラブレッドです。十四代続く、一応血統書つきの馬なんです。馬が馬に乗っています(笑)。小さい頃から「この仕事を受け継がなあかん」と思っていたのですが、もともと最初はあんまり好きな商売ではなかったのです。

(2) 運命によってしかたなく受け継ぐ仕事

今でこそ大分よくなったのですが、鍼灸の先生といったら、蛍光灯がついたり消えたりするようなボショボショと薄暗いところで仕事をしていたんです。

その暗いイメージがものすごく嫌いでした。西洋医学は華やかにやっているのに、ともすると鍼灸には暗いイメージがあった。「そんな仕事、嫌や」と思ってたんですけれども、運命から逃げることができず、この仕事をやりだした。

(3) 受け継ぐ仕事によって救われる

私は21歳のときに開業しましたが青白くてね。今でこそ１６８㎝で62㎏ありますが、当時は51㎏あるかないかです。いかに細いかわかるでしょ？　今みたいに色も黒くなく色白で、目だけギラギラしていた。非常に神経質な青年だったんです。

いまだに当時の患者さんが来ますけれども、「その頃の私はどうやった？」と聞くと、「青白くて細い先生で怖かった」、「何かあるたびに来るなといわれた」と思い出を語ってくれます。

若くて勢いがよいし、クソ真面目やったから、一生懸命治そうとしていて、患者さんが言うことを聞かなかったら、「もう来るな」と言っていたりしたんです。

そうして仕事をしていって、患者さんからいろんなことを教わりました。当時の私は身体が弱く、バスや電車に乗るとすぐに吐く。ひどいときは洗面器一杯に血を吐いた。胃潰瘍だったんしょう。身体もしんどかったが、「この仕事に就いたからにはやらないかん」ということで、とにかく患者さんを診察しました。

⑷ 患者さんに学ぶ―東洋医学の背景になった古代中国思想に啓発される―

幸か不幸か結構流行りだして、たくさん患者さんが来院してきたんです。そうすると患者さんを診ている間に、「ははぁ、これはおもしろいな」と思いました。何を学んだかというと、「病気にはいろいろあるんだが、病気をする理由がある」ということに気づいた。僕自身も身体が弱かったけれども、考え方のまちがいや、心のさばきが悪かったり、生活習慣がまちがっていれば病気をするということを、患者さんから少しずつ学んだのです。

それから、患者さんがたくさんＡＢＣＤ…という具合に来ると、Ａの患者さんを診たら一回(頭から)消して、次のＢの患者さんにいかないと、Ａさんのままでいると二重写しになってわからなくなってしまうから切り替えようとする。そういうことをくり返していったんです。パッとＡさんをやったら次、Ｂさん。Ｂさんが終わったらＣさんというように。パッパパッパと切り替えていると集中できるんです。

自分に与えられた職業によって、患者さんからいろいろな病気の仕組みや成り立ちについて学んだ。自分自身を切り替えなければいけない。先程「心がさっぱりして」といいましたね。**「恬惔虚無なれば、眞氣これにしたがい、精神内に守らば、病いずくんぞしたがい来たらん」**。患者さんを診るなかでこのことを学びました。切り替えずにはいられなかったのです。

ところが考えるのはよいのだが、何かあればそのことばかりを思い悩んでしまうことがあります。「考える」といえば数学的に「ああなって、こうなって」ということになるけれども、「思い悩む」とはグルグルと堂々巡りすることですね。有名なロダンの「考える人」という像がありますが、あれは考える人じゃないんです。悩める人なんです。そもそも人間が下を向いてジッとしているときは、ろくなことを考えてない。逆に悪いことは上を向いて考えられないものです。「上を向いて歩こう」と坂本九さんが昔歌っていましたが、多分、そういうことだったのだと思います。上を向いているとあまり悪いことは考えないんです。

だから、嫌なことを思いかけたら、必ず視線を上にあげてください。よく覚えておいてください。実際それだけで随分変わります。だいたい、悩んで苦しんでしているときは下を向いている。だから私は患者さんや弟子たちに、「上を向け。少なくとも視線下ろしてはならんぞ」と言います。身体と心は一つなんです。身体を支配すると、心も支配できる。私が患者さんをたくさん診ていくという仕事をしていったら、心はサバサバしていないとしかたないということです。

卓球の福原愛選手をご存知ですかね？ 以前彼女はおもしろいことを言いましたね。3回戦で、かつて銀メダルをとった人にストレート勝ちしたときのことです。インタビューを受けて、「今日は落ち着いてできましたね。この前とちがいますがなんでそんなに落ち着いてできたんですか？」と聞かれ、彼女は「もう、一回死んだから」と答えていたんです。

私にはズキンと応えましたね。「2回戦のときに勝つのは勝ったけれども、よくできていなかった」と言ってます。あれにこだわっていたら勝てないから「私は一回死んだ」と言ったというんです。あの若さでですよ。そういうことが、私たちはできますか？ やはり道に至れる者、何か一芸に秀でてくると、そういうことにパッと気づくんですね。スポーツ選手の勝った負けたというときの一言のなかに、非常に哲学的で深いものがあったりします。

そして、患者さんと仕事の両方からいろいろ学んでいる間に、東洋医学の教科書のなかの教科書、『素問』『霊枢』を勉強しました。そこで気づいたことは、「この学問は、あらゆる古代中国の哲学のものの考え方、見方を研究した書物を背景にしてできている」ということです。これからお話する老荘哲学は、一冊の本がボロボロになるまで読みました。ある部分については、専門の先生になれるくらい頭のなかに入れております。

そういうことが非常によい勉強になり、25、26歳のときに、鍼の道に入ったおかげで、こんなすばらしいものに出会って、青白くて病気がちな人間の考え方がコロッと変わったんです。自分自身が変わりました。これは大きな収穫です。鍼で病気を治せることだけでなく、自分自身が大きく救われた。また、随分患者さんが私の影響を受けるという面でもちがいます。これからお話しする内容はいわば「人間観」ということなんですが、治される側も治す側も、結局はどちらも人間だということで非常に重要なことなんです。

先日、民族学の小山修三先生（国立民族学博物館名誉教授）と「手」[※2]というテーマでいろいろなお話をしたのですが、私たちにとって「手とは何か?」というと、結局、癒す手である。ロボットが発達して、卵を潰さずに移動させることができますが、「あのロボットで鍼をしたら効くか」という話をしたのです。どう思われますか?　冷たい機械が同じように鍼を動かしたとしても、半分どころか大方は効かないのじゃないかと思います。これは非常に重要なことです。

(5)『歎異抄』そして『老子』『荘子』

そういうわけで、古代中国のあらゆる哲学書、特に『老子』『荘子』をよく勉強しました。日本の古典である『歎異抄』、親鸞聖人の言葉を書き綴ったものですが、これも非常にすばらしい。この本もボロボロになるまで読みました。このなかで得たものは、愚かで救いようのない人の救済とは如何

（※2）『ほくと』36号「手」の宇宙／癒しの手

なるものか、ということです。治される人ばかりでなく、治す人も同じなのです、同じ人間なのです。対象はちがうかもしれないが、悩み苦しむということはまったく変わらない。そのようにいろんなことに気づいて、「この医学をやってよかった。自分は偉大な考え方を学んだのだ」というところへいくわけです。

4. 老荘思想

(1) 春秋戦国時代(紀元前4世紀ごろ)の諸子百家・百家争鳴

諸子の「子」というのは先生という意味です。孔子とか孟子というのは孔先生、孟先生ということなのです。「子曰く、…」と漢文にあります。諸子というのはありとあらゆる先生のことをいっているんですね。百家というのは諸々の考え方。さまざまな考え方をもった先生方の話ということで、諸子百家という言葉を使います。

百家争鳴という言葉もあります。諸々の先生たちが「こう在るのだ、ああ在るのだ」とさまざまな論をいい、それぞれに戦うことを百家争鳴といいます。また、百花繚乱というのもありますね。「元禄繚乱」というTVドラマがありましたが、さまざまに咲き乱れる。このようにいろんな考え方がある。「いろんな考え方ある」というのも私にはショックでした。意外と頑固で真面目な男だったので、こうあったらそうとしか考えていなかったので、世の中のものごとにはさまざまな捉え方があると学んだことは大きかったですね。

春秋戦国時代、中国はあらゆるところで頻繁に戦争が起こっていた。そのなかで諸子百家が現れたということは、ひとつには世の中の乱れをどうして治めたらよいかという政治的な関心があったのです。ところが、一般の農民や商人は戦争をするだけの能力はない。自分らの生活でがんばっていくしかない。いつ殺されるかわからないが、農家をやっている者は農業をやるしかなく、商売をやっている者は商売をやるしかない。いわば、運命に翻弄される人間が巷にたくさんいた。このような力も能力もない者が、どうしたら救われるかと考えた哲学者や思想家が現れた。

戦争に明け暮れていた時代に、「この世の中をどうして治めたらよいか。戦争のできない庶民たちはどう生きればよいか。この世の中をどう治めたらよいか」と考えるのは、戦争によって政治的に活躍できる人なのです。どちらかといえば「人間の努力でなんとかなる」という日向で明るいところにいる人間なのです。ところが戦争のできない庶民は、日陰の谷間にいる人間です。「いつ殺されるかわからない」と時代に翻弄されていました。そのなかで何か心の安定や安寧、あるいは安心立命、こういったものがないかと探る思想家たちが現れるのです。

儒家（孔子・孟子）
道家（老子・荘子）
墨家
法家
兵家
縦横家
陰陽家

さまざまな思潮があった。そのなかで重要なのは儒家《じゅか》です。これは孔子、孟子の教えですね。それから道家《どうか》、これは老子・荘子の教えです。これが諸子百家の中心核です。

墨家と書いて、墨家《ぼくか》と読みます。これは公孫竜《こうそんりゅう》という人が考えだした思想で、いわば論理学派です。諸子百家でいろいろいっていますが、「これは正しい、これはまちがっている」と論理的に証明する学派が現れます。町内会でもいろいろ意見がでたら、意見をまとめる人がいますね。その人たちに匹敵します。「論理的に正しいか正しくないか。だからこっちだ」とまとめる人がいるわけです。

次に法家の韓非子《かんぴし》という人が現れて「人間というのは、もともと悪である」という性悪説を説きました。孟子は性善説ですが、「もともと人間は悪い者じゃない」という考えです。孟子のなかにおもしろい話があります。盗人がある家に入って物を盗んでいたのだけれども、井戸端で子どもが井戸に嵌《はま》って死にそうになっていた。盗人は自分が盗みをしていることを忘れ、我を忘れて助けた。そこで孟子は、「もともと、人間は悪い者ではなくよい者だ」という考え方を打ちだします。

ところが、韓非子は「人間はもともと悪く、刑罰をかけ法律によって縛らないとだめだ」といったのです。これを法家といいます。古代中国でも、いろいろな考え方があるのです。

兵家は、上手に戦争をして国を治めていく。『孫子』『呉子』、後は『六韜《りくとう》』『三略』といろいろな兵法がありますが、「孫子の兵法」はご存知でしょう。兵家というのは、孫子の兵法でも、「なんでもかんでも戦争しろ」とはいっていない。兵法というのは、「よほどのことがない限りは、戦争をやっちゃいかん。下手すれば国が滅びるし、自分も滅びるぞ」と書いてある。どうしてもするのなら、絶対に勝たないかん。「百戦百勝するは真の勝ちに非ず」。百回やって百回とも勝っても、本当の勝ちではない。戦わずして勝つ。即ち政治です。政治力によって勝つのが一番である。これが本当の勝ちなんですね。東洋医学の話からずれているようにみえますが、東洋医学にもこの考え方が色濃く反映しております。「治療戦略」として、このような考え方があるのです。

縦横家は、弁舌で外交をやる。連合姿勢で敵と闘うのです。たとえば、Aという敵と闘うとすれば、その周辺のBとCに、「Aと一対一でやるとあまりよくないし、あんたもAと一対一でやると損だろう。みんな仲間になって闘おう」と、外交戦略で戦を有利にもっていくことを専門とする学派。これが縦横家です。

このように、さまざまな考え方で人々を導こうとします。そのなかでも、儒家と道家は二大潮流で、極端にいえばさまざまな諸子も、儒家か道家に分類することができるのです。

(2) 儒家(孔子・孟子)

儒家について簡単に申し上げますと、「修身・治国・平天下」を説いております。これは孔子・孟子の教えです。「我が身を修め、国を治め、天下を平らげ」とある。ここが大事なのです。修身といえば、昔は学校教育であったそうですが、私はそこまで古くないですから修身書なんて知らない。話に聞いたり資料などをみれば、修身とは道徳みたいなものらしい。

この道徳たるや、最終的な目的は平天下にあります。「天下を平らげるために自分はどうあらねばいかんか」ということを教えているのです。孔子・孟子が「仁・義・礼・楽」の道を説いて「礼節を弁《わきま》えろ」や、「人と人との交わりはこのようにあれ」というのは、要は政治的に治めんがためなのです。

これは先程述べた、人間の努力次第によってなんとかなるという考え方、日の当たる丘の論理です。非常にポジティブな考え方です。しかし、よく考えてみると徳川の封建時代というのは、儒家、孔孟の教えで固めています。政治的に利用できるわけです。御殿様と家来や、親子、兄弟の関係はどうあるべきか。身分制を定めて、そのなかのバランスをうまくとると支配しやすいので、こういうところに儒家の考え方の基本があるわけです。これをよい方へもっていけば、それはそれですごいことなのです。『論語』を読みましても、なかなかすばらしいことをいっております。

「明日に道を聞かば、夕べに死すとも可なり」「朝に人間の本当の生きる道が解ったならば、夕方になって死んでもよい。それくらい人間の生きる道の真理を教わったということはありがたい」ということです。皆さん方、よくご存知の「**学びてときにこれを習う、説《よろこ》ばしからずや。朋あり遠方より来る、また楽しからずや**」という言葉、「学問をすること。実践を通して深く学問を味わうこと。これは無上の喜びだ。昔からの付き合っていた友たちが遠くからやって来てくれた。非常に嬉しいことだ」と書いてあります。それはそれですばらしいことですが、深く政治性に取り入れられて、人を操る術につながる部分がある。極めて政治性が高いといえます。

(3) 道家(老子・荘子)

それに対して、アンチ儒教派というのが道家であり、老子の思想です。これは身分の低い卑しい者の救いであります。『歎異抄』のなかにも、おもしろい言い方がありますね。「善人なおもて往生をとぐ、いわんや悪人をや」[※3]

自力作善、自らが学問や修養によって救われるように、それができない人が救われないのはおかしいではないかという、非常にショッキングな言い方です。要するに、本当に偉大な神様、仏様の力があるならば、一番救われにくい者が救われるのが本当だという考えです。親鸞の教学の一つの考え方ですが、既に『老子』のなかにあるんですね。虐げられた身分の低い者、戦争によって自分の努力でいろいろできる人はよいが、できない庶民は時代に、戦争に翻弄され、つらい世の中を生きていかなくてはならない。それでも生きていく意味を見いだし、そのなかで人間として救われなければならないと説いています。日陰の谷間の論理というのが必要になると思うんです。

（※3）

「善人なおもて往生をとぐ、いわんや悪人をや。しかるを世の人つねにいはく、悪人なを往生す、いかにいはんや善人をやと。この条、一旦そのいはれあるにたれども、本願他力の意趣にそむけり、そのゆへは、自力作善のひとは、ひとへに他力をたのむこころかけたるあひだ、弥陀の本願にあらず。しかれども、自力のこころをひるがへして、他力をたのみたてまつれば、真実報土の往生をとぐるなり。煩悩具足のわれらは、いづれの行にても生死をはなるることあるべからざるをあはれみたまひて、願をこしたまふ本意、悪人成仏のためなれば、他力をたのみたてまつる悪人、もとも往生の正因なり。よて善人だにこそ往生すれ、まして悪人はとおほせさせひき」

（訳）善事をなすものは善人、悪業を離れることのできぬものは悪人である。しかしまた悪人には悪業を離れることのできぬ悲しみがあり、善人には善事を頼むということもあるであろう。そこに善人には自力の限界を知らざる限り、本願他力に帰するということがないという迂遠さがある。けれども悪人は大悲の願心をきいて直下に身心に応えるものがあるであろう。まことに深重の本願である。それ故に自力作善の人は、弥陀の本願（の正機）ではなく、他力をたのみたてまつる悪人は、最も往生の正因（を身につけしもの）である。

『歎異抄』　金子大栄校注　岩波文庫

5. 『老子』の教え

(1) 道徳の教え

道…萬物万象の根本であり、それは声無き声、形無き形の実体
徳…道のあり方を己の身に着けている

いよいよ老子の考え方、老子の教えについて入っていきます。老子の教えというのは、勉強していただくとおもしろいですが、非常に深くてむずかしいですね。そうですね、最低50回は読みましたね。10回、20回ではわからないですよ。簡単に私がまとめますと、道徳の教えなのです。道徳といえば、皆さんは仁義道徳というのを思いだされると思いますが、そういう意味ではないのです。「道《みち》と徳の教え」と考えてください。

「道とは何か」「万物万象の根本、声無き声、形無き形」何やらむずかしいことをいいますな。要するにあらゆる現象がありますね。いま私たちはいっしょに勉強している。個々に、この方・あの方・私・皆さんといるわけですが、今、形がみえている世界が絶対かというと、古代中国の深い哲学によれば、「それは実態ではない」と考えるんですね。いわばみせかけの、ちょうど私たちが裸の上に衣服を着ているように、その目にみえているのは現象世界であって、本質というのは、目にみえない世界から成り立つという考えです。

万物万象の根本、人間の概念ではとらえることができないという考えであります。そういう道というものを己の身につけることを徳といいます。「この人は徳があるから、うまいこといきますね」といいますね。何かを得るのです。それが徳なのです。老子における道徳の徳というのは、道という本来的なものを身につけているという意味です。だから簡単にいえば、老子の教えは道徳の教えで、道徳経ともいわれます。

(2) 道の思想

① 道＝無　無限⇕有限

「道」について老子はいろいろなことをいっております。もともと、「道」というのは一本筋の通ったという意味なのです。この前にいった「陰陽は天地の道」というのも、一本筋の通った真理という道です。その道というのは、人間の感覚とか知恵によって簡単にとらえることができない実態であり、正《まさ》しく目にみえない実態なのです。

おならの実態についてのおもしろい話があります。「おならというのは不思議だね。臭くなければただの風」という話です。このモヤモヤっとした世界というものに、常に目を向けていくのが東洋思想なのですね。「秋来ぬと目にはさやかに見えねども、風の音にぞ驚かれぬる」。秋が来たとはっきり目には見えないけれども、風の音で感じる。こういう世界なんですね。

前にもお話しましたが、沖縄の座間味という島に行きまして、きれいな海をみて感動しました。夜は星空が満天に輝いて、手に取れそうな感じです。一日半滞在して身体がスカッとしました。大自然に触れると、不思議な力を感じますね。旅をするのは、リフレッシュのために行くのです。リフレッシュというのは、雑踏のなかに行っても決してできない。やはり、きれいな場所、きれいな海や空、そういうところへ行くと不思議な力に包まれます。

老子がいう「道」というのは、大いなる自然の不思議な働きに目を向けていたからだと思います。「自然は山あり谷あり。しかし、それを生みだした大元は形のない世界、目にみえない世界」と彼はいったのです。自然に対する憧れが最初にあるのです。それは私が申しましたように、きれいな海へ行くだけで海は語ることなどないけれど、ただ行って側におるだけでホッとする。ちょうど赤ん坊が泣いているときに、お母さんがポンポンと叩いたらホッと落ち着く感じですね。もともと私たちは大自然から生まれている。したがって大自然に抱かれたら、その雰囲気をもっただけでスッと救われる。そういうところに老子の考え方はあるのではないかと。特に農耕民族だからそのように感じたのだと私は思います。

農耕民族というのは、たとえば田畑に感謝する、天を仰いでは太陽を拝む、夜になったら月を拝む、至るところに神がある。これを「汎神論」というのですが、すべてが自分たちを育んでくれる神様、仏様という考え方なのです。平たくいうと自然を愛する思想なのですね。本来自然から生まれたのだから、その自然に戻ることが一番大事だ。むずかしいことをいっているようですが、それだけのことなんです。

その「道」を老子は「無」といいます。無というのは何にもないということではないですよ。無限ということです。限りがない。無限というのは有限に対するものです。

② 人は有限にして無限に根拠をもつ

人は生老病死という極めて限られた限界性がありますが、もともとは大自然の道という、直接目には見えないけれども、大自然の奥底にある目に見えない「道」から生まれている。だから、人は有限にして無限に根拠をもつ。私が座間味の海で、満天に輝く星をみてホッとしたような感覚なのですね。それは有限にして、しかも無限とつながっている世界なのです。

③人は有限の根拠に立つことにより、大いなる礎と救い、心の安らぎが得られる

「**道可道非常道**」
「**名可名非常名**」
「**無名天地之始**」

「道の道とすべきは常の道にあらず」
「名の名づくべきは常の名にあらず」
「名なし天地の始めには」

また『**老子**』のなかの有名な言葉ですが「**大道廃れて仁義あり**」というのがあります。これは孔子・孟子への批判であります。「大いなる自然が人々の間に浸透しているのが仁、人類愛ですね、周りにいる人々を愛しなさいとか、義理を立てなさいとかということ自体が、大いなる道が廃れてしまったからだ」ということです。すばらしい言い方ですね。だから「こうせなあかん、ああせなあかん」ということ自体が不自然であると。人間の計らいからきた不自然な知恵によるものなのです。

④絶対的な根源の真理とは「道とせざる道」。人間の言知ではとらえようがない

老子は人間の知恵とか計らいとかいうものを一切否定します。否定することの意味を後で述べます

が、本来の自分を剥き出しにするための否定であって、肯定のための否定であります。非常に重要なことです。本当のあなたを立たせるためには、服を脱がさんと本当の身体がでない。それは人間の知恵とか計らいをとることです。こういうことを老子はいいます。だから、絶対的な根源の真理とは「道とせざる道」。人間の言知では捉えようがないということなんです。

夢枕獏の『陰陽師』が映画にもなりましたね。陰陽師・安倍晴明役の野村萬斎が、なかなか格好いいです。そのなかでおもしろいことを言います。友だちの源博雅《みなもとのひろまさ》に「呪」について話しています。「シュ」、あるいは「ジュ」、「呪《のろ》い」ですね。また、「呪《まじな》い」ですか。そういう意味があります。晴明は源博雅にいいます。「世の中で一番短い呪とはなんだ?」、博雅は「それはなんのことだ?」と。すると晴明はいいます、「それは名前だ」と。

「呪」というのは呪《のろ》いであり、それから呪《まじな》いである。縛るということです。たとえば、私は藤本蓮風という名前から外れることはできない、縛られているのです。髪をこんな風に括って、鍼のことばっかり皆さんにしゃべっていることが好きなんです。しかし、私の名前と実態とが必ずしも一致するとは限らない。ですから名前というのは縛るんです。夢枕獏がそういうことを、『陰陽師』のなかでいっております。

こうしてみると、人間の概念や知恵や名前などは絶対じゃないんです。仮につけた名札なのです。患者さんが「この病気、わけわからないけど、病院に行って名前つけてもらおうか」という。「名札つけてもらっても病気は治らんよ」と私は話をするのですが、このことがおわかりでしょうか? 病院へ行って、病名をつけてもらって安心している人がいるが、それで病気は治らない。レッテルを貼られただけなのです。糖尿病とか、高血圧だとか。人間の概念とは、そういうものなのですね。

だから、人間の言知、言葉や知恵、概念ではとらえようのないものが本当なのです。大学で哲学の先生が「これが真理だといってしまったら、真理でなくなってしまう」と、逆説的な講義をよくしておられるようですが、「真理というのは、本当の意味では概念ではとらえられない世界」といっているわけですね。これがだいたい、「道」というものの見方、考え方なんです。

(3)「道」のあり様

次に、「道」というものが、どのようなあり様なのか、道の本体について考えてみます。

・形無き形　↓　形而上
・根源的一　↓　形而上

これは、私たちの眼や視聴覚でとらえるとか、論理によってとらえることのできない形而上のものですね。

・無限大　∞

数字の8を横にすると、数学的には無限大という記号になりますが、(道は)限りなく大きいもの、そうですよね？　大自然を生みだすほどのものなのですから。無限大に大きいはずです。

・限りなく疲れを知らないもの↓↓無限のエネルギー

おもしろいですね、限りなく疲れを知らないもの。無限のエネルギー。赤ん坊をみたら、わかるけれども、一日中泣いていても、平気だね。よくおじいちゃんやおばあちゃんが、孫と遊んで疲れきる。「まごまごしたのだろう」と、よく冗談で言います。赤ん坊というのは、ものすごいエネルギーをもっているのです。昔、姉《ねえ》やが、十四、五才でおんぶしていたのですが、あれには意味がある。年寄りがおんぶしたらすぐ潰れてしまう。それくらい赤ちゃんはエネルギーがある。

よく、老子は「道」を赤ん坊にたとえます。それは疲れを知らないという意味です。私たちは、いろいろな意味で限界がある。生老病死などの苦しみをもっていますが、必ず大本の大本に手をかけて、つながっている限りは無限のエネルギーをもらえる。もともとはそこから生まれていますから。こういうことを老子は教えています。

・萬物を生みだすこの世の母

これもわかると思います。

・あるがままのもの→→無為（計らいがない）

あるがままのもの、自然ということですね。よく老子は「無為」といいます。計らいがないということです。

・人間のような欲望と知識をもたぬもの（赤ん坊を…）

→→過剰な欲望と文化文明の否定

あるお坊さんの歌で、こんな歌がありましたな。「幼児《おさなご》の次第次第に知恵つきて、仏に遠くなるぞ、悲しき」というものです。なかなかのことをいっておりますね。本来は仏様、神様の心をもっておるのが、結局、人間の計らいや変な知恵とかによって、だんだん離れていくのだといったわけです。これは徳本上人[※7]という日本の有名なお坊さんの言葉ですが、老子を理解するのになかなかよい歌だと考えております。

赤ん坊というのは本来、道の道なりをそのままみせている。体も柔らかいですね。あらゆる柔軟性をもっておる。そうして、過剰な欲望と文化文明の否定をします。老子のなかによくでてきます。「道具をつくるな」。農耕機具をつくること自体を否定したのです。

たとえば、私たちのことを考えてみましょう。昭和30年代くらいから、あの頃は三種の神器といって、テレビ、洗濯機、冷蔵庫といった電化製品によって、みんなが幸せになれると信じていた。いろんな電化製品を実際使って、それで時間があまったら次のことをしようとする。それから、また合理化しようとして機械をつくろうとする。機械によって追いかけられている。

チャーリー・チャップリンが「モダン・タイムス」という映画をつくっております。人間が歯車に追われているというおもしろい映画ですね。人間が機械をつくったのに、しまいに機械が人間を動かしているという非常に皮肉った文明批判ですね。有名な映画ですが、ああいう考え方なのです。

ですから機械をつくれば、いくらでもその上、その上をいこうとする。「決して、人間にとって幸せではない」と老子はいいます。おもしろいですね。

・自ずから然らしむもの　無為而不爲

したがって、老子は「自ずから然らしむ」「為す無くして為さざるは無し」。無為というのは人間の

（※7）徳本上人
江戸時代。念仏行者

計らいを捨てるということです。計らいを捨てると、大いなる未知の働きがでてくるので、無限大になる。こういう考え方なのです。おもしろいですね。

福永光司[※8]先生もおしゃっていますが、かつて文豪トルストイは、「人間は何かを試さないからだめなんじゃなく、何かを為し過ぎてかえって不幸になる」というようなことをいっております。それは、無為じゃないからです。計らいによって、かえって自分を苦しみのなかに置いてしまうといっておるのですね。

⑷ 太極陰陽論からみた道の存在

太極→→陰陽→→四象→→八卦
太極←←　　←←　　←←　人

太極陰陽論からみた道の存在について説明します。四象までが目にみえない世界、大本の世界で形而上です。八卦は具象化、形而下です。

ここに人間がいて、あらゆる万物万象を現象化しておる。老子的立場でいうと、「八卦を直ちに太極の方へ戻せ」という考え方なのです。大本の大本の世界に、いつでも意識を置く。大本と大本の世界と、いつでも握手をしていなさい。一言でいえばそれだけなのです。けれども、それは大変なことです。毎日毎日、それを意識していないといけない。

陰陽発生以前に陰陽未分の世界、すなわち太極です。「人の世は陰陽分解の世界」、すなわち八卦です。しかし、「陰陽分解後の人は大いなる根源に目を覚まし、根源に身を委ねることによって安心を得ら

（※8）
福永光司
（1918〜2001年）
日本の中国思想史の研究者。老荘思想・道教研究の第一人者

れる」ということをいっております。図（第4章99頁・太極〜八卦参照）のように、太極から陰陽、四象、八卦と生じておりますが、その八卦から生じた人というのは、「太極を常に意識し、太極と握手せよ」。こういう教えなんです。こういう意義、老子の道徳の教え、「道」の思想、「道」のあり様、太極陰陽からみた「道」の存在ということについて、私たちは想いをいたしておるわけなのです。

(5)「道」に生きる

いよいよ本章の最後ですが、「道」に生きるとはどういうことか。具体的に話してみます。

①人の計らいが「道の混沌」に崩れることを前提に、崩れない生き方をする

要するに私たちは太極、陰陽両儀、四象、八卦で、現象しておるんです。先程からいうように、人間としては生老病死があり、限界があるのです。だから、その限界のある世界を常に意識しなくてはいけない。「この人は美しいな」と思う。でも、「やがて崩れていくぞ、やがて骨になるぞ」と、常に意識する。これはなかなかむずかしいことですね。「すばらしい」といっても、「これは永遠じゃないぞ。諸行無常だぞ」と常に意識します。この者は分解していく、あなたも崩れていく、私も崩れていくわけです。

②形あるものが崩れることに気づくから、形あるものに囚われない

崩れながら崩れない生き方というのがあるのです。崩れながら崩れっぱなしじゃいかん。崩れながら崩れないということは、そのことをはっきり、いわば「自分が愚かである」ということを認識する。

このことが重要なのです。「ちょっと賢い」と思ったらいけないのです。常に徹底して、愚かで無力で助けようのないという一番の下まで落ちておけば、それ以下に落ちないのです。それが救いといえば救いなのです。崩れながら崩れないというすごい知恵なのです。古代中国の哲学はこういう世界で、ここから鍼の世界ができているのです。

おもしろい話があります。ある美人がいた。ある男は、「美しい女性だな」と思う。池には鯉や亀がいるが、その美しい女性が池の淵に立つとどうなる？　その美人が近づくと化け物だと思って、鯉や亀が逃げていく。その美人が野生の鳥の側に行けば、鳥は怖がって逃げていく。人間の目からみたら美しい女性にみえるが、ちがった見方では、魚や亀、鳥からみるととんでもないお化けなのです。あるいは自分に危害を与える存在なのです。

見方を変えるとまったくものの価値観や存在がちがう、変わるものです。こういう考え方が私はとても嬉しいですね。「美しい」と思って、そのことばかり思っていると、実はそうじゃないんですよ。いろんな見方があるんです。このようなことを老荘哲学は教えてくれています。

たとえば「今は貧しい」としても、これは絶対じゃないですよね。相対的に貧しい。だってこれから変化するかもしれない。どうしても人間の迷いや苦しみは、あるものにこだわってそれに執着してしまう、それを固定化することにある。打ち破れば、自分の気が楽になる。そう老子は教えてくれているのですね。

本当は、これが一番むずかしい。老子の教えを言葉で説くというのは本当に大変なことです。専門家でもなかなかできていません。形あるものは崩れることに気づくから、形あるものに囚われない。とはいうもののそれに囚われるのが人間なんです。だから、「徹底しろ」というのです。実は囚われてはいけないと思うけれども、囚われる。それほど愚かで、本当の意味では知恵のない人間ということに気づけば、囚われない。こういう考え方なのですね。

③水と女性のあり方を典型とする処世

水というものは形があるようで形がない。枡に入れると四角くなり、円い物に入れると円くなる。したがって、「水は方円の器にしたがう」というのです。主体性がないようだけれども、形を変えても水自体は変わらない。このようなしなやかな考え方を老子は教えます。なかなかできないけれど、考え方・生き方を老子は教えます。でも概念としてはわかるでしょう。一つも抵抗がない。四角の物に入れると四角くなるし、円いものに入れると円くなる。四角のものに入れて丸くなろうとすると抵抗になりますが、まったく抵抗がない。それでいて水自体は変わらないという性質、これが「道」を生きる一つの姿である。

人間には男と女がいるわけですが、女性というのは(最近少なくなりましたが)比較的柔軟で、形だけはだいたい「はいはい」と頭を下げます。男なんて「何言う」と突っ張るでしょ? このような女性のしなやかさというのは、非常に重要なのですね。その一つの形が漢文にあります。

「人之生也柔弱、其死也堅強、萬物草木之生柔脆、死也枯槁」

「人の生くるは柔弱なり。その死するや堅強なり。萬物草木の生くるは柔脆《じゅうぜい》なり、死するや枯槁《ここう》なり」

人の本当のいきいきと生きている姿というのは、柔らかいんだといいますね。赤ちゃんの心。今、泣いていたかと思うとすぐ笑いますね。身体も柔らかいですね。人のいきいきとした姿、柔弱という言葉で表します。ところがいきいきしたものが命を絶つと、実際、遺体となってカチカチになりますね。頑固で、生きたままでカチカチで、死人みたいな人もいますよ。本当はもっと柔らかく考えられるのにカチッとなってしまって、これは死んでいるのです。「その死するや堅強なり」。カチカチになっているか、柔らかいかということは非常に重要ですね。

④柔よく剛を制す

女子柔道界では柔《やわら》ちゃんが有名ですが、柔というのは、硬くなく柔らかいんです。平生はしなやかです。この頃、あまり柔道らしくなくなってきましたが、柔道というのは力で組むのではなく平生は柔らかく組み、「ここぞ」というときは身体を鍛えているから、グッと引き締めると猛烈な力がでる。その力をちょっと相手の力に合わせて、ポンと投げ飛ばす。「柔よく剛を制す」といいます。なんとはなしに「弱い者が強い者に勝つ」ということではないのです。心と身体がしなやかだということです。このしなやかだということはものすごく大事です。

だから私たちは身体だけでなく心をしなやかにする。ちょうど水が覆う器に従うがごとく。そうするとあらゆる抵抗がない。抵抗がないから疲れることがない。極端にいえばあまり歳がいかなくなる。なかなかむずかしいですが、いってることはわかりますね。しなやかでないといかん。これは非常に重要です。

それから私が『陰陽論』から学んだことをいいますと、柔らかく生きるというのは陰の働きですよね。陽が硬いとすれば、柔らかいというのは陰の働きです。

陰の働きに注目したのが、老子の考え方だといってもよいのです。だから女性に憧れます。「玄之又玄、衆妙之門（玄のなかの玄で、すべての妙の源）」。女性女性とか、動物でいえば雌に憧れる考え方なのです。

⑤地天泰の卦

地天泰 ䷊　**天地否** ䷋

八卦（第4章参照）のところで学んだように「地天泰」、「天地否」という考え方がある。自然界の天地は天が上にあり、地が下にあって陰陽の交流ができますが、私たちの概念のなかの「天地」というものは「陰」が上でなければならない。「陰」は下に行き、「陽」は上に行くから交流できる。だから安泰の泰なのです。

「天地否」の方は一見安定しているようにはみえるが、「陽」は上にあがり「陰」は下に来るので、天地が交わらない。したがって、否定の否なのです。こうしてみると世の中のあり方というのは、本当は上の者がへり下る。

これを反対に説明した人もおります。「かかあ天下は安定する」というのはちがうんですよ。下の者が上にあがりだす。結果として、同じようになっていますが、本質的にはちがうんです。かかあ天下では絶対うまく治まらん。まちがいです。

本来、上にあるべきものが下へへり下って降りるから、交流ができて安定するんです。非常に重要な知恵で、これが老子の考え方です。大いなるものほど、へり下っていくということです。なかなかできないことですね。

偉そうにするのは簡単だけど、へり下るというのはむずかしいです。これは「道」なのです。「道」はそのような姿をする。水は必ず下へ流れていきますね。あらゆる形にしたがって、自らの本質としての水は変えない。水は下へ流れていきます。これは大変な教えですね。いろいろ言っておりますけれど、この老子の考え方から私たちがどうあらねばならないか、お気づきになると思います。

⑥その他

「知者不言、言者不知」

老子独特の生き方ですね。

「知る者はいわず、言う者は知らず」

僕みたいにドンドンしゃべっているのは、本当は知らないのかもしれません。本当の真理というものは簡単に言葉で言えないものですから。それを言葉で言うのは、わかってないじゃないかと。本当にものを知っていれば、言葉を外部に発しない。

しかしそうなるとまったく何も伝わらないから、とりあえず形をもって言葉で言いますけど、本当は言えないのかもしれませんね、皮肉な話です。

老子の考え方は私たちの現象世界の、特に自然を動かすところの大本の大本は目にみえない。視聴覚の感覚でとらわれてはならない。言語によってもとらわれてはならない巨大なものです。けれども目に見えない形無き形、声無き声に耳を澄ませて、大本へ常に意識して手をつないでおれば、人間のあらゆる惑いはとれるぞという教えです。それは水の動くさまであるし、女性のようなしなやかな動きである。必ず身を一回下に降ろすという姿勢でもあるし、このなかに本当の人の救われる道がある。こういうところが老子の考え方であります。

いかがでしたか？　なかなかむずかしいですね。東洋医学というのはこういう考え方を背景にもっているのです。

かくいう私も『老子』を何遍も読んでいますが、なかなかむずかしい。漢文で書いてあると奥深いものがあります。簡単に言えないのですが、「道」というものは大宇宙の根源の根源です。したがって、その「道」を体得して身につける。それが徳のあり方です。

第9章

東洋医学の人間観を知るⅡ
――荘子の教え――

1．老子と荘子の思想的立場

老荘思想として一括する一般的な概念があります。司馬遷[※1]の『史記・荘周列伝』に「**その要は老子の言に基づけ帰す**」とあり、その本質は老子の思想に帰着すると評されています。

ところが福永光司氏によりますと、老子と荘子の思想は成立の歴史的基盤と思想的立場において、一般的には同系列に属しながら、次の5つの点で異なっているとしています。

(1) 政治性への関心度

老子は政治性に対して積極的です。「**為す無くして為さざるは無し**」。なんでもできるぞというためには本来の自分に戻れ、本来の私を生みだした「太極」に戻れという教えです。それはすべてのことを為すためにすることで、悪くいえば政治性が強い。一切のものを支配せんがために元に戻れといったんですね。

（※1）司馬遷（前145～?年）中国。前漢時代。歴史家

ところが荘子の場合は、「**われは天下をもって為すことは無し**」、天下になにもすることはない、つまり政治性への無関心の立場をとっております。人を支配するとかしないとかではなく、すべてのものにとらわれない、一切のものを超えて救われるという世界、いわば精神性の絶対的な帝王の立場をとっております。

「パーフェクト・リバティー」という言葉がありますが、「完全なる自由」、荘子はそれを追求します。老子はすべてを自分の手の内に入れたいがためにやるという邪心、人間臭さがあるのに対し、荘子は心を自由にしたい、そのためには一切のものを解き放すぞという世界を追求します。

このようにみていくと同じ道家であっても立場がちがうということがいえると思います。

(2)「道」の概念

老子は「**物あり混成す。天地に先立ちて生ず。…もって天下の母となすべし。之を字して道という**」(老子・25条)。「字して」は「あざなして」と読みます。言葉に置き換えることを「字《あざな》す」といいます。すなわち「道」というのは天地万物の根源として静的な、また本来的な実在としてとらえられます。だから「**その根に帰す**」(同・第16条)、「**嬰児に帰す**」(同・第26条)、「**朴に帰す**」(同・第28条)、「**古の道を執りて今あるものを御む**」(同・第13条)ということがいえます。

「その根に帰す」はものごとの大本に帰る。

「嬰児に帰す」、赤ちゃんには感動しますな。私は乳臭い赤ちゃんが大好きです。赤ちゃんがおったら人が皆集まる。じいさん、ばあさんが100人おったら、逃げることはあっても、誰も近づかない。これはなぜか? それは赤ちゃんは無我の境地、本来の姿をもっているからです。考えてみるとすべての動物の赤ちゃん、皆可愛いでしょ？　だから親は赤ちゃんを可愛がるんですよ。「このオムツの替え方まずいぞ」なんて赤ん坊が言ったら憎たらしいけど、そんなことは言わない。ところがだんだん年老いて、知恵がついて我が強くなると顔が歪んでくる。そうするとあの世にいかなくてはならなくなる。うまくできてますな。この世の愛できものは可愛い。だから老子は子どものときのように戻りなさいといってます。

「朴に帰す」、本来の自然の素朴の姿に戻りなさい、といってます。

「古の道を執りて今あるものを御《おさ》む」、太古素朴の道に復帰することを処世法として、生きていくために本来の姿に戻るということを強調します。それは先程言ったように一切の力を得たいがためです。これも大事なことなんですよ。なぜか不思議な力をもっている人というのは、やっぱ赤ちゃんですよ。ニコッと笑うだけでほっぺた近づけてチュウチュウしたくなるでしょ。本人にはその気はないけど、自然とそうなる。これは大いなる働きです。子どもをみることによって、いろいろなことを教わりますね。老子はこのようなことを強調します。

それに対して荘子は、**「天地に先立ちて生じるもの有るも、そは物ならんや。物を物としてあらしむるものは、物にあらざるなり」**（『外篇・知北遊篇』）、**「一虚一満、その形の止まらず、消息盈虚《しょうそくえいきょ》して、終わざれば即ち始めあり。動くとして変ぜざるなく、時として移らざるなし」**（『外篇・秋水篇』）。

要するに刻々流転してやまぬ変化そのものが道と考えるのです。

老子の場合は、大本の大本の自分に帰りなさい、人間でいう赤ちゃんの世界に帰りなさいということに対して、荘子は赤ちゃんであれば赤ちゃんでいい、青年であれば青年でいい、壮年であれば壮年でいい、老人であれば老人でいい、死にいく人であれば死に人でもいい、そのときそのときが大事なんだ、こういう教えですね。これは後から申し上げますが、非常に重要な考え方であります。過去でもない、未来でもない、今が大事なんだということです。とにかく今を大事にしろというその考えに一切の救いがあるということを荘子が説いたのです。

「物に乗り手心を遊ばしむ」（『内篇・人間世篇』）、これはその場その場を楽しみなさいということです。勉強をしていたら勉強をしていることを楽しみなさい。それでは病気や死はどうか？　そうです、病気は病気で楽しみなさいということです。なぜ病気をしたか、それには意味があります。そこには生活の一切に乱れがあるからです。そのまちがったことに気づいて納得する。これは少し恐いですけどね。

最近、がんの患者さんを何人か診ているのですが、その患者さんのなかに胆のうがんの方がいました。問診中に「ワシ、2週間したら家を引っ越ししますねん。ワシもう死ぬから家から棺桶を出したい。その棺桶は白木の棺桶で…」などと葬式の話をしてきました。私はおもしろい男だなと聞いておったんです。実は西洋医学的には腫瘍マーカーが高くて三カ月はもたんだろうといわれておったのですが、東洋医学的には正気の弱りが少なく邪気が強いから、私はこれは助かるとみたんです。

実際三カ月経ってもシャンシャンしているんですね。この場合重要なことは、私の腕を自慢するのではなく、その患者さんが「もうどうでもええわ。恐くはない、どうせ死ぬのだから。苦痛さえとれれば、それでいい」と言うから、「別に死に急ぐことないやない。せっかく私の鍼を受けるんだから助かるかもしれんよ」と言ったら、「死んでよろしいねん」と言う。そう、その気持ちが大事なんですね、「捨て身」。実は捨て身が自らを助けるんですね。

がん患者で「助かろう、助かろう」という人はあきませんわ。生きるとか死ぬとか超越したものをもった人間にはすさまじい生命力が湧いてきます。それにこだわっている限り、長生きできないし、病気ばっかりします。すごいことを教えますな。これは私の教えではなく、荘子という哲学者がいったことなんです。

「**物に乗りて心を遊ばしむ**」。勉強しているときは勉強で遊ぶ。苦労しているときは、この苦労にどんな意味があるんだろうなと思って苦労すればいいということなんです。一見、傍観者のような感じがするけど、そうなんです、結果的に本当に助かるためには、もう自然に任すことですね。

ちょうど水泳といっしょですね。私、石垣島でスキューバダイビングをやっていて溺れて死にかけたことがあったんですよ。レギュレーターがはずれて息ができんようになってね。10kg程のタンクをはずして、海面で浮いたり沈んでたりしたんです。でも「俺、死なないよね。俺が死んだら患者さんが困るもん」と自分に言い聞かした。というか、そう思えた。だからパニックを起こさずに身を海に任せておけた。そうすると間もなくしたら助けがやって来た。もし、あのときバタバタしてなんとか生きたいと思っていたら死んでいたでしょうね。だから、ここに人生の秘訣があるみたいで、私はいい意味で居直るというか、「捨て身」という考えをこの荘子哲学から学んだのです。

ほかにも「**時に安じて順うに居る**」（『内篇・養生主篇』）、「**送らざるなく、迎えざるなし**」（『内篇・大宗師篇』）などがありますが、以上のことをまとめると、「道」とともに生き、変化に乗って遊ぶことを強調する、荘子哲学ではこれが一番の要になります。

(3) 歴史観の相違

老子と荘子の間では、歴史観のちがいというのがあります。歴史をどう観るかということですね。

老子の場合には、復帰すべき「古の道《いにしえ》」、いわば、後ろ向きの歴史観であります。荘子の場合は、先程も述べたように、与えられた「今」を問題とし、現在をいかに生きるか、現実との対決、いわば前向きの歴史観であります。

この講義の最初に「人間生きておっていろいろなことがあるけれども、運命という大きな船に乗ってるよ。だから、嵐が来たりしたら揺れるけども、運命だから沈没しないからご安心ください」ということを言いました。運命は良かろうが悪かろうが、揺れながら船のように前に向かっていくんだ。そういう発想ができたなら、人間、一切のことから自由になれます。それを私は鍼をやることで荘子哲学から学んだのです。

そして、現実との対決ということに関して、人生いろいろなことがありますが、よく現実から逃避する人がいますね。私たちも実際はそうしたいのだけれども、それをやると必ず運命の方が後から追っかけてきます。だから堂々と対決することが意味あることだと思っております。

(4)「無為」の概念の内容

老子の場合は「**無為而無不為(為す無くは為さざるが無し)**」、つまり与えられた外界を対象とし、あらゆることをなすための「無為」であると説きました。そして「**足るを知れば辱められず**」、「**我足るを知る**」、これは老子の教えのなかの一つであります。なんでもかんでも不足ばっかいうのが人間だけど、今あることに満足しましょう。これが老子の一つの悟りですな。足が満ちるのを「満足」、足が足らないのを「不足」といいます。

荘子の場合は「忘生」「捨て身」。今生きていることさえ忘れてしまう、そういう世界だと。内なる心に転じられて無心となる、これが「無為」ということなんですね。このように同じ道家でも、「道」や「無為」が異なる概念であることがおわかりでしょう。

(5) 認識論

認識論はものをどうみるかという考えのことです。老子の場合は「流出論的宇宙生成論」です。「**道、一を生じ**。一、**二を生じ**。三、**萬物を生ず**」、これは宇宙がどのように起こり現在に至ったかという考え方です。

荘子の「萬物斎同論」、火葬場のことを「斎場」といいますね。あれは死んだらすべてのものは等しくなる、死んだら差別がないということなんです。この「斎場」というのは、おそらく荘子哲学の概念を使った言葉ではないでしょうか。つまり萬物斎同論とはすべてのものは等しいという考え方なんです。これは差別の根底において同一とする。たとえば、「貧しい」と「富んでいる」、「明るい」か「暗い」か。しかしこの差別の根底には「貧しい」と「富んでいる」、「明るい」と「暗い」、これらの根底は一つであります。おわかりでしょうか？　これを太極陰陽論で説明すれば簡単なことです。

太極図（第4章97頁太極図参照）の左側の白い部分を「富」、右側の黒い部分を「貧」とします。これは境界の線を引くから、「富」と「貧」に分かれる。一見、「富」と「貧」は別々なものに思えるけれども、この境界の線を外せば一つになる。あいつは男前や、あいつはブスな男や、美人か美人でない、この境界の線の引き方、一つです。このマジックがわかれば、あらゆる差別・相対概念から心が自由に解き放たれる。

これについておもしろい話があります。皆さんは司馬遼太郎の『胡蝶の夢』というのを読んだこと

があ りでしょうか? 『胡蝶の夢』というのは荘子のなかにでてくるお話なんです。あるとき荘子が昼寝をしました。昼寝をした荘子は、蝶になって庭を飛んでいる夢をみていた。ふと気づいて、我に帰って今昼寝しとったなと。その物語はいったい何を意味するのかというと、荘子が夢のなかで蝶になっていた、夢は夢ですが、これも現実ですよね。その現実から荘子が昼寝をしておる姿をみると、非現実、逆に夢なんですよ。すべて相対概念であります。立場を変えると考え方がコロっと変わる。現実と夢が対立概念として絶対か、いやそうではない。今こうしてお話しているのも夢かもしれないんですね。

織田信長が桶狭間の戦いの出陣のときに謡った歌があって、ご存知でしょうか。「人生(人間)50年、下天の内を比ぶれば、夢幻のごとくなり」と能を舞って出陣したんですね。そりゃ信長だって恐かったでしょ。今川義元の軍25000人に対し、信長は2000人で戦いを挑んだと伝えられています。でも生きていること自体、夢幻かもしらんと。

信長といえば秀吉も辞世の句でいってますな、「露と落ち、露と消えにし、我が身かな、浪速のことは夢のまた夢」。偉大なことを成した人間ほど、実は自分は夢を生きとったのかもしらん、といっております。このことを考えると、夢と現実には絶対的なものはないということを暗示しているように思うのですが、いかがでしょうか。

そういうことで一般・世俗において差別知がある。この差別知より萬物斎同論が正しいという根拠はなにか? それは差別知も一つの知、萬物斎同論も一つの知であるからということであります。これは非常に哲学的ですな。どういうことかというと、存在=「道」と概念=「言葉・認識」は別々のことなんです。ものの実体と概念とは実際にはバラバラなんですよ。人間が勝手に名前をつけているだけのことです。だから知恵というものの限界性を、荘子は説くわけであります。

そこで分別知の限界とはなにか、ということです。もともと、ものがわかるということは「分別」ということです。「わかる」とは「分かつ」ということです。分析して初めてわかるんです。たとえばこの人とあの人のちがいを理解することです。私たちがものを認識するということは、比較して結果がどうだということにすぎないのです。極めて相対的なことなんですね。絶対的なことはないわけです。

たとえば、ゴーヤは苦いが、沖縄のチャンプル料理でこれを食べると言葉にいえないうまみがあります。これを食べたことがない人に説明してもその実際は伝わりません。またどんなにおいしさを表現しても実際食べてみなければ、そのうまみはわかりません。食べるという体験が大事なのです。つまり認識を捨てて体験主義に徹底してものをみるんだ、ということです。

また『荘子』のなかになぞかけのような話[※3]がありますが、琴の名人、昭文が音楽という無限の内容を奏でるとすばらしい音色になるが、奏でられることによって無限の内容をもつ音楽は事実上限定されることになる。中国で実際にある話なのですが、ある琴の名人が琴の前で座ったままじっとしている。聴衆もただそれを眺めている。これは無限の音楽といって、音にしてしまうと限定されるから、無限は無限のまま聴くという演奏会があるようなんですね。

だから人間がこれはこうだと言葉を発して概念に置いたとき、それは本当ではない。だから概念と実在とは別なんだということを頭に入れておかないとよく錯覚を起こすことになります。

「藤本蓮風」といえば私を思い出すかもしれませんが、それは本当に私なのかはわからんですね。

以上のことから、先ほどの老子の「**道、一を生じ、一、二を生じ**。三、**萬物を生ず**」という概念を

（※3）『荘子・斉物論篇』

認識論に置き換えると、

存在と概念（一＋一＝二）＋純粋体験＝三

という式になり、この「三」になって認識が成立するのです。

加えていうならば、老荘のちがいは精神の回帰するところのちがいであります。つまり精神をどこに根拠づけるかということです。老子の場合には本来の姿に戻れ、人間でいう赤ちゃんの世界に戻れということをいうのに対し、荘子の場合はその人なりの今を大事にして、そこに心を安住しなさいと教えています。『太極陰陽論』からみると、老子は無・太極に、荘子は太極から分化した陰陽の境界に、それぞれ精神を回帰しているのです。前にもお話しましたように、八綱陰陽で病の位置という境界を置くから「表・裏」と分かれるのです。この境界がなくなれば一切の対立・差別もなくなります。

また二人のちがいは「道」、いわゆる「悟り」に至る方途の相違でもあります。老子は一切の文明に対しての批判をすることで、本来的な「道」に到達するといっております。それに対し、荘子は実在するものと認識は乖離していることを充分に認識したうえで、合理的認識を踏まえてこれを超克し体験主義に至りなさいといっております。これを「道に遊ぶ」といいます。

以上、老子と荘子の大まかなちがいを述べたうえで、次は荘子の考えについて説明していきます。

2．荘子の考え

荘子のような考え方は、貧しい者と富める者・身分の高い者と低い者・虐げる者と虐げられる者とのなかにおいて、貧しく身分が低く虐げられる者の立場からものを考えようとしてきたことから生まれてきました。つまり「自分たち庶民と為政者など富める者との差はどこにあるんだ。自分らも救われねばいけない。同じ地球上に生きていてなぜ彼らは差別するのだ、その差別されない権利はどこにあるのだ」というすごいことを荘子は考えたんですね。それが荘子の「境界」という考え方です。もし無差別の世界があれば『太極陰陽論』でいう「境界」の線にあるという、私流に解釈した荘子論であります。

(1) 冷静なる人間凝視

ああしたい、こうしたいのになかなか思うようにならんなあ、あれも欲しいこれも欲しい、不足や不平など、身動きならず縛り上げられた人間の「生」へのみじめさ、どうしたらこれを超越することができるのかという発想があったんですね。春秋戦国時代は戦争ばかり起こるなかで世の中を治めるにはどうしたらいいのか。儒教の基本的政治観である「修身斉下治国平天下」とは学問を修めることで天下をとらんがためのことですよね。そのように学問をやって力のある人はいいけど、学問のない農民・庶民はどうしたら救われるのか。それが老荘の教えなんですね。

私が東洋医学の人間観のなかに老荘思想をもって来たのは、そこに意味がある。私たちは迷い人でもあるし、力もない、いったいどうしたら救われるかということを老荘思想は教えてくれます。

特に荘子の現実主義と体験主義は私を救ってくれたというのが最終的な結論になるのですが、このことをお話することによって東洋医学がもつすばらしい知恵をわかっていただくと、少しでも心が安らかになるでしょう。それが健康につながるのです。

荘子の超越は、絶対自由なる世界の帝王を目指すということです。老子の場合、すべてのものを支配下にしようという意識があるけれども、荘子の場合は世の中をどうしようというのではなく、まず自分が救われることが大事なんだということに関心をもったのです。

(2) 人間の悲しみと懼《おそ》れ

人間、なんやかんやいったって、死ぬのを一番嫌がりますよ。でも死というものを乗り越えたときは、やっぱ強いですな。それ以上に自分を否定するものはないからね。死というものを常に自分と背中合わせで考えられる、「俺はいつでも死ねるんだぞ」と思う人は強いね。恐い死から逃げるのではなく、そこに引っついていって、それを乗り越える。不死身の人間になりますな。

こういう人間は病気しませんわ。病気になっても死なん。首締めても死なん。それはすばらしいことじゃないですか。こういう教えを東洋医学が説くということはすごいことですね。本来は医者はいらんのですわ。でも世の中なかなか病人がなくならないから、医者がおるわけだ。基本的には心に自由さをもった人間は病気をしない、なってもすぐ治るはずです。

私はそういうことに20代のときに気づいて、こういうことを続けてきたがために今でも元気なんですよね。一切風邪を引かん。引いても熱がでることなど一切ない。こないだ来たがん患者さんにアドバイスを求められて、「どうせ死ぬんだから。誰でも一度は死ぬ。二度は死にません。三度も死にません。一度だけですよ。あなたも一度やし、私も一度やから。どうせみんな一度やから死んでもいいやない」と話したら、妙に納得しておった。そういうことだと思いますよ、結局は。

だから死に対する超越が起これば、一切のものは恐くない。生きるか死ぬかという境界を引くから、生と死がある。この境界がなければ生と死もいっしょなんですよ。だから対立の根源において同一だというのは、そういうことなんです。

まとめると、人間は自己の最大の悲しみと懼れを死すべき存在として、そこに自己を見いだす。今日の自己は必ずしも明日につながらないし、永遠でもない。だから人はその悲しみと懼れを自己存在の始まりの「生」と終わりの「死」の問題として苦悩するのです。

間もなくお彼岸さんがきますな。河川のこっちの側を「此岸」、向こう側を「彼岸」と呼びます。こっち側があるから向こう側がある。でも立場を変えて向こう側からみれば、向こう側がこっち側で、こっち側が向こう側である。ということはこっち側と向こう側という概念は絶対ではないことを意味する。仏教では此岸を「迷い」、彼岸を「悟り」といいますが、実は一つなんですね、あまり変わらん。

仏教で「煩悩即菩提」と説きますが、同じことなんです。だからお坊さんで「悟り、悟り」といっている人は、実は迷っているんですよ。そのときには言ってあげてください。「それは迷いということですか」と。

「悟り、悟り」というからいけないんです。「迷い、迷い」というから悟りになるんです。そういう相対概念にとらわれていてはだめなんですね。

(3) 常識の否定

人間は自己の最大の惑いを、自己(我)と他者(物)との対立のなかに見いだす。格好いい彼と醜き己《おのれ》、富みゆる彼と貧しき自己、比較して世に受け入れざる自己への嘆き、あるいは自己を受け入れざる社会を呪う。つまり、美と醜、富と貧、栄と辱、賢と愚、大と小、これらは貧窮・孤独・汚辱・敗北につながります。

とかく比較して、あそこのうちよりうちは貧しいからとか、あそこの子は賢いけどうちの子は愚かだとかいうね。しかしそれは所詮は相対・差別の世界のことである。先程の彼岸の話ではないですが、立場を変えればまったく問題ない。それは境界の世界をうちたてるからです。境界を外せば一切のものは等しくなる。

そうなってくると、いよいよ私たちが今までもっていた常識というものが否定されますな。常識的な思考と世俗的な価値への哄笑、高笑いです。

私の父、和風さんも、なに言ってもワッハッハと笑っておったんですけどね。笑い飛ばすというのが大事なんですね。なんだかんだいって笑い飛ばすのはある意味、超越した姿で、笑いというのはものすごい悟りの一つなんですね。

昔、柳家金語楼という落語家がいました。高座にでてきたはいいが、ただ座ってるだけでお客さんを眺めておった。それをみているお客さんはゲラゲラ笑っておって、5分ぐらいして、「私まだなにも言っておりませんが…」とやったら、またお客さんが大爆笑。話の名人というのは、存在するだけでおかしい。その人が高野山の金剛峯寺に行って色紙になにか書いてくれと頼まれた。金語楼は「笑いは悟り、怒りは迷い」と書いたという逸話が残っております。すごいですな。一芸に秀でた御人は一つの悟りをもってるのですな。

笑いというのは一つの超越なんですね。皆さんもなんやかんやあってアッハッハと笑えるようになると病気をしない。

ところがしょっちゅうイライラして、あの野郎…と思っていると、怒りの世界で迷って病気することになる。病気する原理とはそういうことなんですよ。

そして、常識と世俗的な価値観とは何か、これもなかなかむずかしい問題であります。ここで元横綱・大鵬のお話をします。これは『荘子』からつけた名前で、私は非常にいい名前だと思っております。『荘子』に「鵬鯤」[※4]の話としてでています。『荘子』といいましても、ものすごい大ボラなんですよ。私の診療所にはフィリピンで獲れたほら貝が飾ってある。患者さんが「先生、これなんですか」と聞くから、「私はホラニズム、ホラムニストなんだ(笑)」というんです。でも考えてみると何が真実かわからないんですよね。その意味でお話を聞いてください。

中国の北の大きな海に「鯤」というとても大きな魚が棲んでおったそうな。それが千年経つと、ひとっ飛びで三千里も飛ぶ、「鵬」という大きな鳥になったそうです。壮大な話ですね。この鯤から鵬になった鳥はあらゆることを知っていたそうだった。ところが鳩や雀はそれをみて笑った。鳩や雀は「私らはこの狭い森が棲みかだけど、ここのことを充分知ってるんだ。なんでそんな大きいところに行くんだ」と言って、鵬を嘲笑ったという話です。

なるほど両方とも正しいけど、世界の大きさがちがうじゃないですか。だから、ものごとはこれがすべてだと限定したらだめなんですよ。もっともっと大きい、大きいことを(それこそホラニズムだが)考えたうえで今のことを考えねばいかんのに、鳩や雀のように限定された世界で考える。つまり鳩や雀にとって常識というのは、狭い森程度のようなものなんですよ。狭い世界を蹴破って、大いなる世界を築こうというのが荘子の考え方なんですよ。

覚えておいてくださいね、「大鵬」という四股名は、この「鵬鯤」の話から来たということを。そしてそれは常識を打ち破る世界の話なのだということを…。

(※4)
鵬鯤(ほうこん)
『荘子・逍遥遊篇』

(4) 最大の悲しみ、懼れと惑いの超克

人間の最大の悲しみ、懼れと惑いを超克する試みというのは、すなわち生と死の対立、価値的偏見からの脱出であります。最近の若い人は価値観のちがいがどうのこうのとかいいますな。この価値観のちがいというのは重要なんです。私は昭和18年生まれだから、20歳代の子たちと話すとどうも話がずれるんですな。これはやっぱ価値観が変わってるからなんです。

最近の音楽を聞いてもスピードがありますし、ちょっとうるさい曲が多いですな。でもそういう時代なんですわ。私が子どもの頃はディズニーのアニメの『白雪姫』などを観ておっても、非常にテンポがゆったりとしているんですよ。でも同じディズニーでも最近上映された『アラジン』は、非常にスピーディーですわ。でも、どっちがいいとか悪いとかいえないですね。それぞれの価値観があるから。ですから価値観が絶対でないこと、これを知っておくことが大事なんです。

「おまえ、それ常識だぞ」というけれども、それはこの時代ではこうだという一定のモノサシにしかすぎないのであって、それは絶対ではない。たとえば、万葉の頃の美人はおたふく顔、あれが美人だったんですよ。ところが今みると「ありゃなんだ、おたふくめ」という感じですね。そうすると美人という常識も時代によってちがうんですよ。

だから今の美人も千年たってみれば、「なんとグロテスクな」と言われるかもしれん。そうしてみると「今の若いもんは…」と言いだしたら、もう年寄りということですわ。私たちもつい、言いたくなる。でも言ってはいかん。だから今の若い人の話をよく聞いてあげてください。それぞれの価値観がありますから。だから価値観・常識を外すところに荘子の絶対なる心の自由さがあるのです。

そろそろまとめに入りますが、荘子的絶対者はこの懼れと惑いを超克する。要するに生と死、我と

物の対立根源において一つとする。たとえば同じ土俵上にお相撲さんが二人いれば戦いになるけども、片方が土俵の外では戦いになりません。けんかするならば土俵から外れればいいことだ。同じ土俵の上にいるから争いになるけど、ちょっと外れると相手にできないんですよね。同じ土俵の上にいるから対立が存在するんだ。だから『太極陰陽論』において「境界」を凝視すれば解決するのです。

八綱弁証では次のように考えます。

「寒熱」なる概念は、「病情」としての境界がなければ成り立たない。「虚実」なる概念は、「病勢」としての境界がなければ成り立たない。「表裏」なる概念は、「病位」としての境界がなければ成り立たない。このことは一切のことをあてはめればいいことです。貧富、上下関係というようにね。よって相対峙する概念はその対立する根源、すなわち「境界」の設定のいかんにかかわっている。

たとえば美しいか否かの基準の決定には、不美人の存在が必要になりますし、不美人がいなければ美人も意味がないのです。そして人間における「美人」は人の世、さらに時と場が一定の条件下において通じるだけで、池のなかの鯉や亀にはグロテスクなお化けかもしれません。

これも前にお話しましたが、きれいな人だなと思っても、その美人が池に近づくと鯉や亀が逃げる、決して美人と思ってないから。美人と思ったら近づくだろうけどもね。人間にとってこうだということにしかすぎないのです。すべては相対概念なのです。

萬物斉同は荘子哲学の根本論理です。ここで「朝三暮四」についてお話しします。猿回しが猿に餌を朝3つ、夜4つあげたら、猿が「そんなケチなことするな」と言うんですよ。それで猿回しが「朝4つ、夜3つやる」と言うと猿はもうけたといって喜んだという話です。これは、朝晩入れ替わっただけでなにも変わっておらん。

荘子哲学ではこういうことをもって差別と考えているのは人間の愚かな知恵なんだということをくり返しいいます。

現在得したと思っていることが、長い目でみれば損をしているかもしれません。逆に今損したかもしれないが、長い目でみれば得をしているかもしれません。どうしても人間というのは目先のことにこだわりますが、長い目でみれば損か得かは実際はわからない。若い人に言ってあげてください、「朝三暮四知っているか、おまえの知恵は猿の知恵と同程度のものだ」と…。今日は坊さんみたいな話ですな。でも東洋医学の悟りというのは、実際そういうことなんですよ。

「果且有彼是乎哉、果且無彼是乎哉、彼是莫得其偶、謂之道枢、枢始得其環中、以応無窮、是亦一無窮、非亦一無窮也、故曰、莫若以明」

「果且有彼是乎哉、果且無彼是乎哉」は「果たして彼是有りや。果たして彼是無しや」と読み、これは漢文の対句になっております。対立概念、あっちとこっちというのがあるのだろうか、あるいはないのであろうか。

「彼是莫得其偶、謂之道枢」は「彼是にはその偶得《あいて》ることなし。これを道枢という」と読み、根本においてすべては一つであるから、あっちこっち、右や左というような対立概念などないんだ。そういう悟りが得られたなら、絶対的な知恵をもった人の考え方だ、ということです。

「枢始得其環中」は「その枢は始めてその環中を得る」で、この「枢」は「とぼそ」と読みます。「道の枢」とは絶対者の立場のことをいいます。「枢」というのは、扉を開け閉めする際の軸の芯棒のことです。この「枢」を軸にして扉が動くから、開け閉めできるのです。

「以応無窮」は「もって無窮に応ず」で、開いたり閉じたりするなかで、無限に動くのだということです。

「是亦一無窮、非亦一無窮也」は「これまた一無窮なり。また一無窮にあらざるなり」。無窮という一つの概念があれば、無窮でない概念をまた乗り越えていく。だからなにか概念を設定すればそれに対応するものがあるから、その概念そのものを乗り越えていく。以上のことがわかると人間の本当の自由が得られるのです。

以上のことを「開・闔《ごう》・枢」といいます。『太極陰陽論』でいうと、境界の設定の仕方によって概念がさまざまに変化するということです。この境界が枢と同じなのです。だからなにかあったら、その反対概念もあることを忘れないでください。「おまえは愚かだ」といわれたなら、「俺は賢いんだ」と思ってください。人間は相対概念にこだわるから、戸惑いがあるし、苦しみがある。それを乗り越えればいいと、荘子は教えてくれています。

こういうことを通じて何を言いたいかというと、鍼の道に入って人の病気を治すこと自体がおもしろいし、すばらしいことだと思うんですが、荘子哲学に触れることによって私自身が変わったということです。このことをみなさんにお伝えして、東洋医学の人間観、健康とはなにか、病気とはなにか、そういうことを考えてもらいたいと思います。

また、「神・仏」によらず無神論でも人間は宗教的救済ができるのだ、ということも言いたかったんです。それにはものの真理を知ることと、私たちが絶対と考えていた常識や価値観は常に流動的であって絶対ではない。そのようなことを理解すればこだわらなくなる。こだわらなくなると精神が解放されます。

第10章 人と自然

1. 大いなる自然についての認識

(1) 方位の特性

「風從南方來、名曰大弱風、其傷人也、内舍於心、外在於脉、氣主熱、[※1]

風從西南方來、名曰謀風、其傷人也、内舍於脾、外在於肌、其氣主爲弱、

風從西方來、名曰剛風、其傷人也、内舍於肺、外在於皮膚、其氣主爲弱、

風從西北方來、名曰折風、其傷人也、内舍於小腸、外在於手太陽脉、脉絶則溢、脉閉則結不通、善暴死、

風從北方來、名曰大剛風、其傷人也、内舍於腎、外在於骨與肩背之膂筋、其氣主爲寒也、

風從東北方來、名曰凶風、其傷人也、内舍於大腸、外在於兩脇腋骨下及肢節、

風從東方來、名曰嬰兒風、其傷人也、内舍於肝、外在於筋紐、其氣主爲身濕、

（※1）『霊枢・九宮八風篇』

風從東南方來、名曰弱風、其傷人也、内舍於胃、外在肌肉、其氣主體重、此八風、皆從其虚之郷來、乃能病人」

「風從西方來、名曰剛風、其傷人也、内舍於肺、外在於皮膚」

西からの風は「剛風」、おもしろい名前をつけていますね。それが人の身体を傷つけると、肺の臓を破《やぶ》るとある、西だから。そして外にある皮膚、今度は皮、先程は肌といいましたね。皮の下には肌があるわけです。一番外側は皮膚、皮で、その働きは乾燥なんです。だから西風が吹くと身体を乾燥させる働きがあり、今度は風邪を引きやすくなる。今はやらなくなったが、昔は風邪を引いたら喉に蒸気をあてたりしました。あれは肺は乾きを嫌うからです。

「風從西北方來、名曰折風、其傷人也、内舍於小腸、外在於手太陽脉、脉絶則溢、脉閉則結不通、善暴死風」

西北、これは非常にきつい風なんですね。これが人を傷つけると小腸に病を起こし、経絡でいうと手の少陰脈とかかわる。これは心の臓と裏表です。今でいうポンプのような働きをする心臓ですね。そういう働きがあるので、ここがうまくいかんとにわかに死す。季節のこんな風にあたると頓死する場合があるぞといっておる。

「風從北方來、名曰大剛風、其傷人也、内舍於腎、外在於骨與肩背之膂筋、其氣主爲寒也」

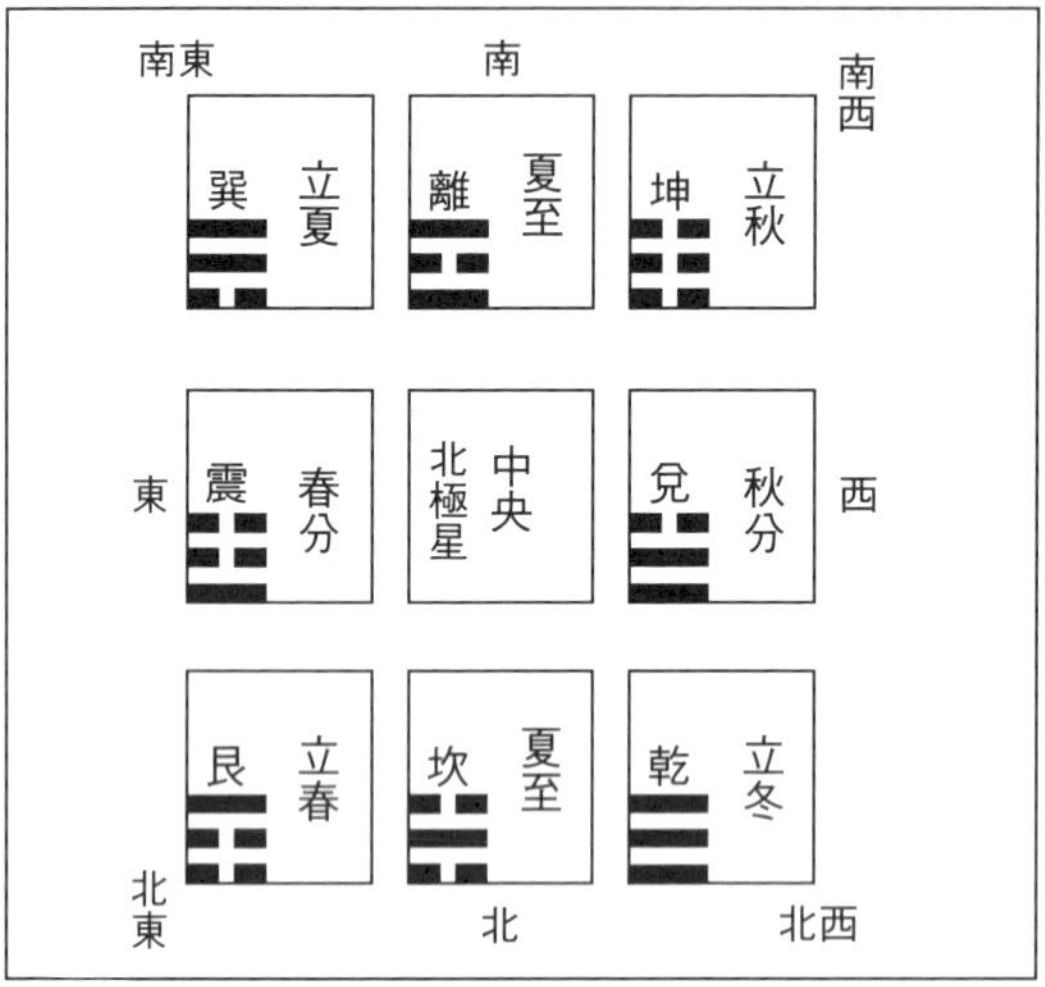

九宮八風の図

北から吹く風がもし人を傷つけると腎の臓を傷つける。それに関連して腎の臓と関連がある骨といっておりますので、骨と肩、背中の筋《すじ》が病みます。その大剛風という風の働きは冷えである。真冬に北風が当たるのは当たり前だけれども、それがまたきつすぎると身体を損なう。

この間弟子がおもしろい風邪を引きました。手首にガングリオンができておるんです。それは前からあったんですけれども、急に腫れてきて痛む。手の陽明大腸経絡だから自分でここへ鍼をして一時的に良くなるが、すぐに悪くなる。調べてみると腎。おしりにあるツボに鍼をするときれいに治った。寒気団が入ってきて、身体を冷やすんですね。

「風従東北方來、名曰凶風、其傷人也、内舍於大腸、外在於兩脇腋骨下及肢節」

東北から吹く風にあたると大腸を病む。私にいわせるとノロウイルスによる吐き下しは風の向きによる。この時期を外れると、またこの流行病はなくなります。

「風從東方來、名曰嬰兒風、其傷人也、内舍於肝、外在於筋紐、其氣主爲身濕」

「嬰兒風」というのは赤ちゃん風だというんです、おもしろいですね。東風が人間の身体を襲うと肝の蔵を病むぞと。肝とかかわる筋肉や筋《すじ》を痛めるということです。その気は「身濕」をつかさどるというのは身体が湿気るぞということをいっています。

「風從東南方來、名曰弱風、其傷人也、内舍於胃、外在肌肉、其氣主體重」

これで全部、8つの風の説明をしたんですね。だから巽の風というのは、五臓六腑の胃の腑に病を引き起こし、脾と胃は表裏、胃の腑と脾の臓というのは五臓―六腑の関係ですから、肌肉に病が起こる、身体がだるく、重くなる風邪ですと。こういった八方からくる風について説明しましたよと、いっているわけです。

細かいことはわからんでもいいから、季節による風がちゃんと吹いていればよい。季節に従った方向から風が吹くのを正風という。しかし、きつすぎた場合、先程言ったように寒すぎる北風に当たると腎を傷つける。下半身が弱ってくるんですね。そうすると、逆に病が上にでてきます。だから、極端に寒くなったりすると高血圧で倒れたり、心臓にきたりするでしょう。これは皆、自然界の気に影響されているんです。特に風向きが重要ですね。西洋医学ではこういうことといわないです。東洋医学では大いなる自然の季節や方位、方向に従って吹く風によって病気に影響すると考えます。

(2) 天時と地理

これは自然界の気象と地理で、人間の身体がこれらの影響を受けていることを意味しています。天時は「風・寒・熱・湿・燥・火」これを六気ともいうのですが、この六気には、その地域の地理、川の近くとか砂漠の地域だとか、地域によって差がある。この間シンポジウムで、緯度によって人の生活の食べ物がちがうとおっしゃった先生がおりましたが、緯度だけでは説明できないですね。その地域、土地の高低とか、それから地勢、そういったもので全部変わります。チベットの高いところでも人々は生きております。山の高さからいうと、ちょうど富士山の頂上で暮らすようなものです。だから空気が少ないんです。そういうところにはまた、食べ物や衣服など独特の生活があるんですね。チベットには1日に四季があるといって、日中は真夏みたいに暑いけれども夜になると真冬のように寒くなったりするんです。

人間がどういう気象状況の元でどういう地域に住むか、それから地形はどうか、地質はどうか。地質の問題は大事ですね。たとえば私の大好きなおそば。そばはどこにでもできるんです。そばのルチン質はどちらかというと土に栄養分のない、肥やしの足らないところにできるわけじゃなく、そういう性質をもっているらしく、下手に肥やしをやるとできないんですね。それからもう一つおもしろいのがありますが、堺市へいくとオタフク豆、向こうでは「おたやん」というのですが、こんな大きいソラマメの化けもんみたいなやつですわ。ところがおもしろいことに大和川一つ越えて大阪に戻ってくると、同じソラマメが小さくなるんですよ。それから鹿児島の桜島大根、あれも大きいけれど、こっちにもってきてつくると小さくなるんです。だから、地域とか気象状況とかによってできるものが変わってくるんです。

ですから人間の身体も変わる…、そういうことを意識して医学上であれこれ問題にしたのが、天時と地理という考え方なんです。天時は一言でいうと、気象状況です。地理というと、どんな土質でどんな地形で、そこは乾燥地帯なのか湿地帯なのか、地域・地勢・水・土壌、そんなことを全部考慮していくわけです。

この前スマトラ沖の地震で大変な災害がありましたが、こうした災害で一番怖いことは伝染性の病が流行ることなんです。

寒い地域だったらそうでもないのですが、あそこのように蒸し熱いところでは、どうしても食べ物などが危ない、水が汚い、だから伝染性の病が起こるだろうと予測できるわけです。そういうわけで大いなる自然の気象状況、地理の状況、こういったことが人間の身体に影響しているんだと、それが自然の働きのひとつなんです。

(3) 五運と六気による気象と気候

さらに気象と気候にかかわるのは、五運と六気という考え方です。六気は天時の「風・寒・熱・湿・燥・火」と同じような意味です。五運というのは「木・火・土・金・水」の5つの形相ですね。「木・火・土・金・水」は天運、六気というのは地気です。これで予測していくんです。今年は木運で風の地気があればどういうことかというと、ものが動く気です。中国ではこれをみて今年は地震が多そうだとか、洪水が多いなとかやるんです。

大自然もそうだから、私たちの身体にある五臓六腑もこの五運六気という考えからきているんです。だからこそ自然の働きをいろいろと分析して緻密に考えていくわけです。

(4) 日月星辰の動き

それから地上だけとちがい、日月星辰《じつげつせいしん》の動きも人に影響していると考えております。特に月の満ち欠けが非常に大事なんですね。

「**凡刺之法、必候日月星辰、四時八正之気、気定乃刺之、**」「**月郭満、則血気実、肌肉堅、月郭空、則血気減、経絡虚、衛気去**」[※2]

ここでは、鍼治療する場合はまず、「日月星辰をよくうかがえ。四時八正の気というのは、季節に応じた風が吹いているかよく研究しろ、そこで初めて患者に鍼をさす基本的な考えが定まるぞ」と、こういうふうにいっておるわけなんです。月が欠けたからどうのこうの、満ちたからどうのこうの、東洋医学はこれが大事なんです。「あいつは気がおかしいから、満月は危ないぞ」というのをご存知でしょう? 人間の「気」がおかしくなるんです。逆に新月のときは人間の身体が非常に弱るんです。だから私たちは重症の患者さんを扱う場合は、新月にかかってきたら身体が弱るから、脈を丁寧に診たり、舌をよく診たりして気をつけなあかん。満月のときは逆に「気」がふれてきたり、「邪気」が盛んになるということを示している。

だから満月のときは血気が盛んになって、むしろ邪気が盛んになるから、精神状態がおかしくなることが多い。新月のときは身体が非常に弱るから、みだりに不摂生をやると身体にこたえるし、重い病気だと死ぬ場合がある、ということをいっております。

数年前、『月の魔力』[※3]という本を書いた精神科の医者がおりました。これは月の満ち欠けと人間の行動や感情に明らかな関係があるという「バイオタイド理論」について述べています。

(※2)
『素問・八正神明論』

(※3)
『月の魔力』
アーノルド・L・リーバー著。東京書籍

東洋医学の3000年の歴史では、月の満ち欠けで身体の状態が変化するといっているわけですが、やっと最近、西洋でも月の満ち欠けが身体に影響することがわかったんですね。

大いなる自然がどういうものか、季節・方位・方位に基づく風、それから、気象状況と地理の関係によって自然が私たちに大きく働きかける。さらにそれに輪をかけるように、五運と六気という働きによって自然界が動く。

これによって中国では、これから地震が多くなるとか災害が多くなるということを全部みるんです。そして、それを医学のうえで運用しているんです。これを「運気学説」といいます。

(5) 迷信でない自然

よく迷信を信じてどうのこうのというけれども、『素問・五臓別論』に

「拘於鬼信者、不可與言至德、惡於針石者、不可與言至巧、病不許治者、病必不治、治之無功矣」

と、あります。

要するに怪しげなものばかり信じて、正しい医療である鍼を嫌うことは論外だといっておるんです。病気を病んでおるのに、「私は神さんを拝んでおるから大丈夫」なんていうことをいっておると、必ず病気が治らないようになる。また、そういう人に一生懸命治療しても治りませんよといっているのです。東洋医学では3000年前にいっておることなんです。

ところが3000年たっても、人間はあまり賢くならんから、いまだに迷信を信じてる人もいます。自然というものは皆、五運六気、天時、地理、陰陽のバランス、こういったことで事実的に動いてい

て、神も仏もないわけなんです。

逆にいえば禅宗のお坊さんにいわせると、大自然が仏さんだというわけなんです、自然即神仏というのも一つのとらえ方なんでしょう。

なんか変な邪気があって、それが私たちの身体に災いするとかいう人がおるけど、それはちがう。よく患者さんに「そんだけ人を治してたら、変なもんもらうでしょ?」と言われるのですが、そんなものをもらうわけないですよ。私たちは良いものを与えているわけですから、良いものが必ずきます。

私は20代のころ、痩せていて青白の神経質な男やったんですが、だんだん元気になって迫力がでてきました。みんなを治したおかげで徳が天から与えられている。変なものがつくなんて、そんな迷信のようなことを信じているようでは、医学はできないということですね。

(6) 完全調和の自然

大自然とは完全調和の自然である。今度の冬は暖冬だといわれていたが、去年の夏ものすごく暑かったのを取り戻すかのように、実際は寒いでしょう? これは陰陽の、右側上がったら左が戻ろうとする平衡の法則が働くからです。右が傾いたら必ず反対に傾き、戻ってくるように必ずバランスをとっている。それから暖冬だというんだけれども、多少人間が自然界に対して悪戯した仕返しもある。

１００年、２００年単位でみると暖冬だけれど、何万年単位でみると地球というのはあるときはものすごく暑かったり、あるときはものすごく寒かったりいろいろ変化してるわけです。だから、どういうレベルでみるかによって変わるということを、ひとつ頭に入れておきたい。全体でみれば、大自然というものは調和がとれているんですね。

2. 小さなる自然の人

先程は大いなる自然について述べました。いよいよ「小さなる自然の人」、人間そのものをもう一度考えてみましょう。

(1) マクロコスモスと構造的同一性をもつ人

まず第一に、大宇宙と構造的に同一をなす東洋医学は、「天人合一」という考え方で、自然界の働きと構造は人間の身体に凝縮されているとみるんです。自然界にあるものは一切、人間の身体のなかにあって動くという考え方なんです。だから「人間の身体を知りたければ、自然の動きを観察しろ」と、父の和風さんがよくいっておりました。「迷うなよ。東洋医学がわからんようになったら、自然をよく観察しろ。そうすると人間の身体もよくわかってくる」と、いってましたね。それは大自然と人間が構造的に同一性をもっているからです。

自然界に天があり地があるように、私たちの身体も天は頭、地は足です。大自然と同じような形につくられている。だから大自然に天があれば、私たちの身体では頭がある。大自然のなかに大地があれば、私たちでは足がある。

それから先程五運六気によって自然界の気象状況を説明しましたが、その五運六気の考え方は人間の身体では五臓六腑という形をとります。ですから、病気は五臓六腑の不調和、気の歪みなんです。自然界の気の歪みをみようと思ったら、この五運六気の運気学説を調べると、全部わかるようになっています。大自然が五運六気だったら私たちの身体では五蔵六腑なんだという、こういう考え方が成り立つ。人間はマクロコスモスと構造的同一性をもつということですね。

(2) 完全調和と完成品の心身

人間の身体は、西洋医学にかかると病気だらけみたいなんですよ。なにかわからないから予防せなあかん。そればっかり一生懸命、壁を押しておるんですね、壁を押さんでもいいんです。ちゃんと私たちの身体はバランスがとれておるんです。先程からいうように大自然の働きといっしょやから、右に傾いたら左に傾こうとする働きがあるんです。それをいじくりまわすからかえって治らない。

今、がんの骨転移で骨まで痛みがとれんやつを、鍼でとうとう治せるようになってきた。これには40年かかりました。まだまだ数をやっていかなあかんけれども、骨転移して、どんなことをしても治らんかったのが、今では治るようになった。東洋医学を少しづつ極めているからですね。

(3) 人が病をするのは一時的な気の歪み

東洋医学のおかげで、そういうことができるようになった。それは、もともと人の身体は完成品だからです。完成品だから、足らんものを補ったり、あり余るものは取らなあかん、なんてそんなことはない。病気は何かというと、その完成品の一時的な気の歪みの状況なんです。大自然が完全調和の完成品であれば、私たちの身体も心も完成品で完全な調和がとれたものだということが、大事なんです。だから、そのような人が病をすることは一時的な気の歪みであって、どこそこの悪いところをとってどうのこうのという発想にはならないのです。

結局がんといえども気の歪みなんです。がんをとろうとしたら、簡単にはとれない。だからいつもいうように、陰陽の調和とか五臓六腑の調和を図っていくとがんが自然に退縮していく。それが人間の身体なんです。

もともと完成品で、すばらしいバランスがとれた身体だから、ちょっと鍼を打つだけで効くんでしょうね。これが完成品でなかったら効くわけはない。だから鍼がよく効くということは、人間の身体がよくできていて、ちょっとバランスをとってやるだけで治るということなんです。それをいじくりましたり、たまに鍼とお灸して、お灸だらけにしてみたりするのはとんでもないことですね。それは火傷であって、お灸とちがう。本当の医療というものは、ほんのちょっと手助けしてやればよいんです。

(4) 大自然から生じた小さなる自然の人

くり返していいますが、人間の身体は完成品なんです。人間は大自然の子どもであり、大自然自体が完成品だから、ということです。だから人間は大自然から生じた小さな自然なんです。もともと自然なんです。それがわからんと行動するのを不自然。自然という言葉はいいですね、これを仏教的にいうと自然《じねん》(おのずからしからしむ)ということです。だれかがこういう風にするのではなく、自然が自らいろいろな働きをしている。大調和を起こしているわけですね。

(5) 大自然に抱かれて大自然の影響下に生きる人

人は五運六気とか天時と地理とか、こういうものに抱かれて生活している。暖かいところに住む人と寒いところに住む人では、生活の仕方がちがうのは当然で、それは自然の懐に入って生きているからです。そういう大いなる自然の懐のなかに生きているから、そういう人たちが病気をするんであれば、自然環境からみていかないとあかんのです。

季節にあらざる風が吹いていたり、地形や地質からみて湖に近いところは湿気が多いだろうし、逆に内陸であれば乾燥する。日本は湿気の多い国というけど、実際は群馬の辺りに行ったら「カカア天下と空っ風」というくらいで、よく乾燥しているんですね。そういう地域差を全部考慮して、私たちは生活しているんです。

結果的には、大自然に抱かれ大自然の影響下に生きる人、それについて『素問・上古天真論』におもしろいことが書いてあります。３０００年前に書かれた本だけど、３０００年前の人が、「今の人間はだめだ」といっております。「その大昔の人はすばらしい生活をしておった。それは天地自然の陰陽の気に従ってちゃんと生活を正していたから長生きをした。場合によっては元気な人は１００歳で子どもができる」と書いてある。とにかく元気で長生きするのは、自然の陰陽の法則にしたがっているから、そういうことができるとあるんです。

それから前にも言ったと思いますが、まず元気でいようと思ったら、方位と風の状況を研究して自然環境に合わせた生活をするということです。

そして「**恬惔虚無、眞氣從之、精神内守、病安從來**」。心をさっぱりさせてものにこだわらない、さっぱりと生きなさいといっている。これは大事なことです。なんでもかんでも引っかかって生きてる人がいますが、それは疲れてくる。肉体の疲れより心の疲れのほうがはるかに身体に影響します。ですから、私の漢祥院には「楽天」と玄関に私の下手な字で書いてある。ものごとにおいて気を楽にね。「楽天」の反対は「悲観」、楽天がひっくりかえると「転落」になる。よって「楽天」ということはいかに大事かと私は思うのです、楽天主義ですね。

さらに『素問・四気調神大論』にはちゃんと春夏秋冬に合わせた生活の仕方が書いてあります。

「春三月、此謂発陳。天地倶生、万物以栄、夜臥早起、広歩於庭、被髪緩形、以使志生」

春にはあらゆるものが萌え出ずる、これを発陳といっています。陳は陳列の陳ですが、古いという意味です。古きを脱するという意味で、若葉が萌え出ずるという意味です。春には、これから万物が萌え出ずるように栄えていく時期であるから、夜早く寝て朝早く起きなさい、朝早く起きたら広く庭を散歩して髪をひとつくくるのでもゆったりと結いなさい、きつくやっちゃいかん。こんなことまで書いてあります。そしてあらゆるものを愛でなさい、春は花が美しいな、葉っぱがきれいだ可愛いな、そういう気持ちで暮らしなさいよ。あれが悪い、これが悪いと、文句をタラタラ言っておるのはもう春の生活ではないといっております。専門家の本を読むとそういうことがでてくるのでおもしろい。これをまた専門的に講義してもおもしろいですね。

その反対に冬はどうかというと、冬場は「陽気」が全部沈んでいってしまう。だから大根が冬におしいのはそういうことなんです。人の気持ちも身体の下に下がっていく。動物たちは冬眠します。そういうときにがんばって動くと、「陽気」を漏らしてしまうんです。人間が冬眠するというわけにはいかん。現代の文化生活のなかでそうはいかないけれど、そういう「陽気」をもらさんように、暮らしなさいということをいっておりますね、これが大事です。だから、冬にアイスクリームを食べるなんて、とんでもないことなんです。今はよく食べますが、冬でもなんでも、「陽気」が弱っているときにさらに冷たいものをとって「陽気」をなくならせると、風邪を引いたりといろいろな病気をするに決まってます。そういう大自然とともに生きていく姿、それが人間だといっております。

(6) 大自然の法則を知る

つまり、大自然についてじっくり観察して学ぶことです。スマトラ大地震のときには多くの人たちが亡くなったけれども、ある人たちは助かりました。象に乗って仕事をしていた人がいて、観光客を乗せて象は鎖でつないであったんですが、それをちぎって山の上へお客さんを乗せたまま走り出した。山に上がったおかげで助かった。人間はもともと本能をもっているけれども、濁ってそれが消えてしまった。本能でなしに煩悩に変わった。よって、人間にはわからない。だから人間は動物に教わったらいいんですね。

私の鍼灸院には、犬も来ます。その犬は重い病気にかかっているんです。人間でいったら実際は何年もかかるし、下手したら治らん病気だけれども、なんとビックリすることなかれ！　犬は1～2回ですっと治る。実際の肝臓の数値があります。これは人間と動物のちがい、本能と煩悩のちがい。よく考えないといけないですね。

そして、私たちは本能をもたないといかん、本来は私たちにもあったわけやから、自然のものに学ぶべきです。

動物はちゃんと予知できるんですね。台風がよく来る年には蜂が巣をつくらないとか、ほかにもいろいろな予知能力のことを聞いたことがあるでしょう。

動物たちは予知的かつ本能的に知っているから、そのことを学ばなければいけません。そうすれば、あのような大地震を避けられることもあるかもしれません。

「その大自然は、地上だけでなく日月星辰の影響下にある」

大自然は地上だけでなく日月星辰、先程いうようにお月さんの影響も受けているわけなんです。

3. 結び

いよいよまとめに入っていくわけですが、いろいろな観点から人間とはどういうものか、そして人間と自然とはどうかかわっていくのかという問題をお話して、「人と自然」の講座の終わりの題目とします。

(1) 大自然をよくみつめ、考えよ

まず大自然をよくみつめ、考えよということです、それも農耕者の立場から。砂漠地帯の人ではわかりません。牧畜民族でも自然の動きはわからない。ところが農耕民族というのは、いつ種を蒔いて、いつ収穫して、どういう稲とか野菜が育つかということによって、季節ごとの動きを全部知っているわけですね。そういう意味では本来人間は、農耕生活の人間に戻らないといかんと私は考えています。

農耕ということが、いかに大自然と私たちを結びつけているかということを悟る。非常に良い生活ですね。人間は文化生活で分担して生活しているけれども、本当は土にまみれて、お野菜やお米をつくって生活すると大自然の働きがよくみえてくる。

そういう大いなる自然に触れることは、私たちにとってものすごいクスリです。これだけ電気がついて明るすぎて星もわからんような生活をしていて、沖縄で降るような満天の星をみたときは感動しましたね。ちょっと離れたら電灯もなにもないからきれいで、しかも空が澄んでいる。大自然の中から生まれた人が親元に戻ったようでした。

だからたまにでもいいから大自然に触れるということは、とても大事です。大自然をよくみつめよ

う。それも農耕者の立場から大自然をよくみて考えよう。そうすると、大自然とのつき合い方がわかりますよ。天に向かってツバを吐いてはいけない。人間は愚かなことをやっている。それが大自然をみつめて、農耕者の立場でよく考えると、だんだんそういうことが深くわかっていくと思います。

東洋医学の『素問・霊枢』からできた鍼灸医学というのは、そういう農耕者がつくった医学なんです。大自然の動きをよく観察して、そこから割り出して私たちの身体の病気を治すことを研究してきたんです。

(2) 大自然の子どもとしての人

理屈なしに、大自然に触れると感動するということ。これが大いなる働き、心と身体と魂の3つがそうなんですね。単に心だけでも身体だけでも魂だけでもない。この3つが大自然の子どもとして存在する。そうするとね、私たちは大自然の中に抱かれていることを悟っていきます。それは非常に大きな心の安らぎです。

(3) 人は病の器ではない

人は病の器だと思っている医療、それが西洋医学なんですけれど、病の器じゃないんです。病は一時的な気の歪みであって、足らざるものもあり余るものもない、完成品なんです。だから病というものがあるとすれば一時的なもので、死ぬということはどういうことかというと、あまりにもひどすぎたからです。そうでない限りは病気は治るためにあるのです。病気になることによって本当の生き方、生活はなにか、どういう生き方が正しいかと教わっているわけです。酒飲みは酒を止めればいいだけのことだけど、なかなかできませんな。ごく当たり前のこと、それをちょっとずつでも悟っていくと、本当の私たちの心、身体、魂と人と自然の問題がわかると思います。

(4) さまざまな古代中国思想に基礎づけられた東洋医学

古代の思想をいろいろ受け継いで、できあがったのが東洋医学です。中国の宋の時代には中国の思想哲学が盛んになり、この『素問・霊枢』というのはその後経典になって、それを参考にしてまた新たな哲学が生まれたんです。長い歴史の中で培われてきた哲学書でもある。私たちの教訓は、さまざまな古代中国哲学に基礎づけられたこの東洋医学にあるということです。

(5) 機械論ではない生気論に基づく整体論医学

西洋医学のように人間の身体がバラバラになって、バラバラを集めたら人間の身体ができたというような考え方はしない。全部つながって一つだという考え方、これを「生気論」といいます。これをバラバラにしてつないだら全体になると考えていると、ある部分が悪いからそれを切りとる、足らんかったら補えという発想が生まれる。一言でいうとそれが西洋医学なんです。

完成品であって、頭の先から足の先まで全部つながった全体だと考えていると、基本的に手術とかそういうのは考えない。この整体論とは整った全体で、個体そのものもそうなんだが、大自然とともにいっしょに整った全体なんだ、むしろ大自然に抱かれた個体なんだ。だから星の動きをみたり、風の動きをみて今どういう状況下にあるか、人間の身体でどういうことが起こっているか、ということを研究するんです。

だから整体論では「個体としてそうあるばかりでなく、大いなる自然とのつながりでも」と書いてある。そこでも「整体」、整った全体が働く人間の身体のことです。個体自体が整った全体であるし、同時にその個体と大自然とが一つになって整った全体を為す、この二つの視点ですね。だから、あくまでも大自然の中に抱かれた人間をみつめているんであって、隔離しちゃいかん。西洋医学では隔離しますが、東洋医学ではそういうことはないです。大自然の中でそのまま、あるいは大自然とともに自然に生きていく考え方をしています。

(6) 何が自然か不自然かを考える

よく自然、自然というけれども何が自然で、その反対の不自然はなんなのだろう。なかなかむずかしい問題です。それは自然の働きをよく観察することです。自然の働きのなかに良いヒントがあると思います。

(7) 大自然の大いなる船に乗っかっている小さな人・自分に気づく

私たちは大自然の上に乗っかって成り立っています。宇宙船に乗っている。しかも嫌な人、好きな人、いろいろな人が集まっている。これを仏教で四苦八苦といいます。四苦八苦はもともと仏教の言葉なんです。

「**生老病死、愛別離苦、怨憎会苦、求不得苦、五陰《おん》盛苦**」

これを四苦八苦といいます。一番よくわかるのが「生老病死」。生まれて生きていること自体が一つの苦しみだと、仏教はいいます。確かに簡単には生きられません。まず飯は食わなあかん。衣服は着なあかん。ああしたいこうしたい、しょっちゅう考えないかん。生きていること自体が苦であるといっておる。おまけに年をとる苦しみがある。だんだん醜くなって嫌われるようになる。どんな動物でも赤ちゃんは可愛い。だから親は可愛がるんです。年をとるとだんだん憎たらしい顔になるので嫌われる。だからあの世にいく。こういうふうに年をとるというのもまた苦しみである。

また病気になる苦しみ、これは医療をちゃんとやればいいが、どんなにちゃんと医療をやっても、死ということを避けることはできない。どんなに医学が進んでも生老病死という四苦がある。

次に「愛別離苦」というのは、愛するものといつまでもいられない、必ず別れがある。こういう苦しみがある。

「怨憎会苦」というのはその逆で、嫌なやつといっしょにおらなあかんという苦しみがある。好きな人と別れなあかんし、嫌いな人といっしょにおらなあかん。これもまた苦しみであります。

「求不得苦」というのはなにかを求めて求めて求めるんだけれども、なかなか手に入らないという苦しみがある。

「五陰盛苦」というのはわかりやすくいったら、身体と心の病という苦しみがある。

それではこういった苦しみをどういう風にだしていくのかというと、「我」というものを設定してそれにこだわる。これを「我執《がしゅう》」といいます。仏教は、「我」というものがあるのかということから始まるんですね。だから「無我」というんです。ほんとは自分はないんだと。考えてみると自分があるように思うんだけれども、実際はまず自分の両親がいないと存在しない。その両親も、ずっと昔の先祖がいないといいません。

そして私がここまで成長したのは、親とか社会環境や自然環境の影響によります。そうしてみると、自分というのは絶対と思うけれども、そうではなしにあらゆる条件下で自分というものが仮に存在する。その「仮に存在する自分」というものに気づけばこういう苦しみがなくなる。自分には「我」がないのだからという考え方なんですね。なかなかそういう心地にならないけれども、そう言われたらそうかなという気もするでしょう。

ですから人間である私たちは宇宙船地球号の上であらゆる人と生活している。そういう大いなる運命のなかにあるということ。これはもうまちがいのないことです。したがってその運命なるもの、大自然なるものを信じるか信じないかということですね。

私たちは信じているから、自然の法則を使ってその鍼ができるのです。東洋医学を学ぶことによって少し気づくことができたということは非常にありがたい。このように思うわけです。

◆質疑応答（講演中に行われた著者と受講生との質疑応答を収録）

Q．患者に手で触れるとわかるとはどういうことですか。

A．手の平にある労宮で、冷たい感じや熱感がわかり、人指し指で触れて、汗をかいているか、いないか、皮膚が緊張しているか、緩んでいるか。そういうものを全部診ます。これは私が40年かかって、やっとわかるようになりました。これは私の弟子に教えても最低3年はかかります。10年かかってもわからない人もいる。東洋医学というものはそういうものなんです。ある意味では名人芸だといわれている部分があります。一つずつ理論的にやっていくとそんなにむずかしいことではないとは思いますが、時間はかかります。西洋医学でちょっとした医者をつくるのに6年かかるんですから、東洋医学で3年や10年かかって当然のことなんです。手の感覚だけでもそうなんです。それに理論を勉強していかないといけないんですね。

Q．「手の少陽三焦経」とかいう呼び方は北辰会独特の呼び方ですか。

A．これは東洋哲学の『陰陽論』が基本になってつけられたものです。易の陰陽の陰が多い、陽が少ないという考え方から少陽、太陽、陽明とか、そういう陰陽の考え方、それが基本になります。東洋哲学の陰陽が基本になっているんです。陰陽の考え方によって、この手の少陽三焦経とか、足の陽明胃経とか名前がつけられています。足の陽明胃経といえば、陽が明るい、つまり陽気の非常に強い経絡だということです。少陽といえば陽が少ししかないということです。

Q．経絡が全部一本につながっているということですが、「気」というものが体中をぐるぐると巡っているということですか。

A．そうです、循環しているんです。一応、ここからここまでが手の太陰肺経と分けておりますが、全部つながって循環しておるんです。だからバラバラにはできない。学問としてやっていく場合に、ここまでがこうですよとやっているのにすぎないんです。本来は全部つながって、ぐるぐる巡っております。このなかに気の一種の気血が流れているんです。そして体に栄養分を与えているんです。人にエネルギーを与えている、それが経絡です。

Q．「気」とは重さのない、色や形のないエネルギーとしてとらえていいのですか。

A．とりあえず「気」というのは目に見えないということになると思いますが、基本的には目に見えないエネルギー、それでいいと思います。ですから手の平で触って、感覚的につかまえる。

Q．一人の人間の身体のなかで、「気」が減ったり増えたりするといわれますが、病気のときは一人の人間の身体の中で「気」の量は同じだけれども、悪いところに滞ったり、あるべきところになかったりしているのですか。全体としては同じだけあるんですか。

A．そうです。病気というのは「気の歪み」なんですね。今おっしゃる通りあるべきところになかったり、いらんところにあったり、それを鍼などでバランスをとって治しているんです。

Q. 鍼をしていただいて、親指のところを触ってみたら自分の手に電気のようなものがビリビリときてびっくりしたんですが、鍼をして「気」が外から入ってくるということはありますか。

A. そこまではいえません。ただ人間の身体は一つの閉鎖形ですから、そのなかで「気」が循環したり滞ったりいろいろするのを治す。気功というのもあるけれども、私はあまりそれに深入りしたくないんです。深い意味があって入らないのです。

Q. 鍼は身体の中に刺しますね。お灸は火傷とおっしゃいましたが…。

A. それはたくさんやるから火傷、お灸と火傷はちがうという話をしたつもりです。身体中にお灸をやるのは火傷だといったんです。

Q. 鍼とお灸や温灸は効果的には似たところがあるんですか。

A. はい、似た効果があり、それぞれ特徴があります。一般的にはお灸には温める作用がありますから冷えたものにはよいし、熱のあるものには鍼のほうが熱をとりやすいということはありますね。

Q. 患者に病名がつけられて、身体にいろいろな薬を使用しますが、それは自然に逆らっているというわけなんですよね。

A. そういうことです。東洋医学においては、人は足らんところも不要なものもない完成品やから、基本的には軽い病気はほっといたら元に戻るんです、それをちょっとだけ鍼やお灸とか自然の自然療法、そういうことをちょっとやれば治る。いじりすぎるのはいけないですね。

Q. **西洋医学の薬は止めたほうがいいんですか。**

A. それは状況によってです。糖尿病でずっとインスリンを打っていたのに、急に止めたら危ないですよね。自然と不自然を考えよというのはそういうことなんです。血圧の薬を飲んどって、やっぱりあかんから止めようといっても、簡単に止めたら危ないでしょう? そうではなしに止めるとしても適当な治療して、少しづつ止めないといけない。

Q. **ふつうに診察してもらっていたら、勝手に自分で薬を減らしていくのはなんとなく心苦しい。医者の指示にしたがっていないという気持ちになる。**

A. そうです。だから信頼できる医療にかからなあかんのですね。基本的には西洋医学だろうが東洋医学だろうが、医療というのは信頼関係ですから。信頼関係が成り立たないと、意味がないですね。信頼できる先生をみつけることが大切です。

Q. **信頼できる先生について教えてください。**

A. それは縁のもんです。ご縁というもの、縁のある人ない人がある。今でも私たちがこうしていっしょに勉強しておる。これも一つの縁なんですね。

Q. **私は長い間薬に携わってきた者ですが、自分で飲むのは嫌なんです。人に投薬をするんですけれどもね、なんかものすごい矛盾を感じるんです。**

A. そうです、矛盾を感じますね。これだけ東洋医学はすばらしいと言っていますが、現在の医療制度がよくない。保険が効かないしね。同じ医療で病気を治すことはなにも変わらないのに、まったくそういうことにならない。これは政治の問題です。そして、この間もシンポジウムをやって啓蒙運動をしたのはそこなんです。多くの民衆の力で政治的なものを変えていこうという方法です。だからいっぺんにいきません。世の中、ちょっとずつ明るくなっていかんと困ります。以前新聞に載っていましたね。経穴の位置が国によってちがう、日本と中国の経穴のちがいがあるから統一しようという話でした。ちがうのはいいのですが、国際的な学問で討論するときに勝手なこと言ってたら、てんでバラバラで話になりません。一応基準的なものを決めておいて、基準の2cm離れているとか、これだけの深さがちがうということは当然ありますからね。私にいわせれば経穴の場所は毎日変わりますから。

Q．**経穴の位置は変わるんですか。**

A．はい、プロの手からいうとしょっちゅう変わります。変わったら変わったようにやらんと効きません。実際、経穴というのはそれだけ微妙なんです。だから新聞でいってるのは、みんなで話し合いをする前に基準をもってやりましょうねと言っているんであって、国際的に統一された経穴のところに鍼をしても効くかといえば、効かないです。それはまた別の話ですね。でも、ああいう形でも新聞に載せてくれるから、結構啓蒙になるでしょう。東洋医学の話題は、なかなか一般の新聞とか雑誌には載りません。最近やっと整体がだいぶ注目されてきたので、次は鍼灸に注目がくるかなと棚からボタモチを待っているんです(笑)。

最後に、皆さんとお話できたことを大変うれしく思います。ありがとうございました。

【著者紹介】

藤本傳四郎《ふじもとでんしろう》　蓮風《れんぷう》

昭和18年10月5日生まれ、先祖からの郷里島根県出雲市にて育つ。

十四世鍼医、藤本傳四郎。

昭和40年3月関西鍼灸柔整専門学校卒業と同時に大阪府堺市にて独立開業。

大阪市立大学医学部解剖学教室助教授・藤原知博士に学問的薫陶をうく。同教室の東洋医学の研究会「大阪経路学説研究会」代表幹事となる。

昭和54年研究会を独立させ、「北辰会」を設立し、同会代表となる。

昭和56年より同61年まで母校関西鍼灸柔整専門学校の教員を務める。

平成5年日本刺絡学会評議員となる。

平成7年日本経絡学会(現・日本伝統学会)評議員となる。

平成7年交詢社刊「日本紳士録」に登載される。

馬術を趣味とし、日本馬術連盟会員。その他、全日本鍼灸学会、日本伝統学会などのシンポジストとして活躍。第4回国際アジア伝統医学会・鍼灸部門の座長、第51回日本東洋医学会学術総会シンポジウム「喘息」にて座長を務める。朝日新聞「論壇」に「鍼灸医学に国保を」と題して論文掲載される。

現在、国立神戸障害センター講師、朝日カルチャー奈良講師、森ノ宮医療学園専門学校特別講師として活躍。

主な著書・共著に「弁釈鍼道秘訣集」、「針灸舌診アトラス」(緑書房)、「胃の気の脈診」(森ノ宮医療学園出版部)、「鍼灸医学における実践から理論へパート1、2、3」(たにぐち書店)、「臓腑経路学」(アルテミシア)、「経穴解説」、「鍼灸治療 上下左右前後の法則」(メディカルユーコン)。その他論文多数。

鍼《はり》の力《ちから》 —知《し》って得《とく》する東洋《とうよう》医学《いがく》の知恵《ちえ》—

Midori Shobo Co.,Ltd
Pet Life Sha & Chikusan Publishing

2009年7月20日　第1刷発行

著　　者　藤本蓮風《ふじもとれんぷう》
発 行 者　森田《もりた》　猛《たけし》
発 行 所　株式会社 緑書房《みどりしょぼう》
〒101-0054
東京都千代田区神田錦町3丁目21番地
TEL　03-5281-8200
http://www.pet-honpo.com
DTP編集　有限会社オカムラ
印　　刷　株式会社廣済堂

ISBN978-4-89531-840-2　Printed in Japan 2009

緑書房 発行書籍のご案内

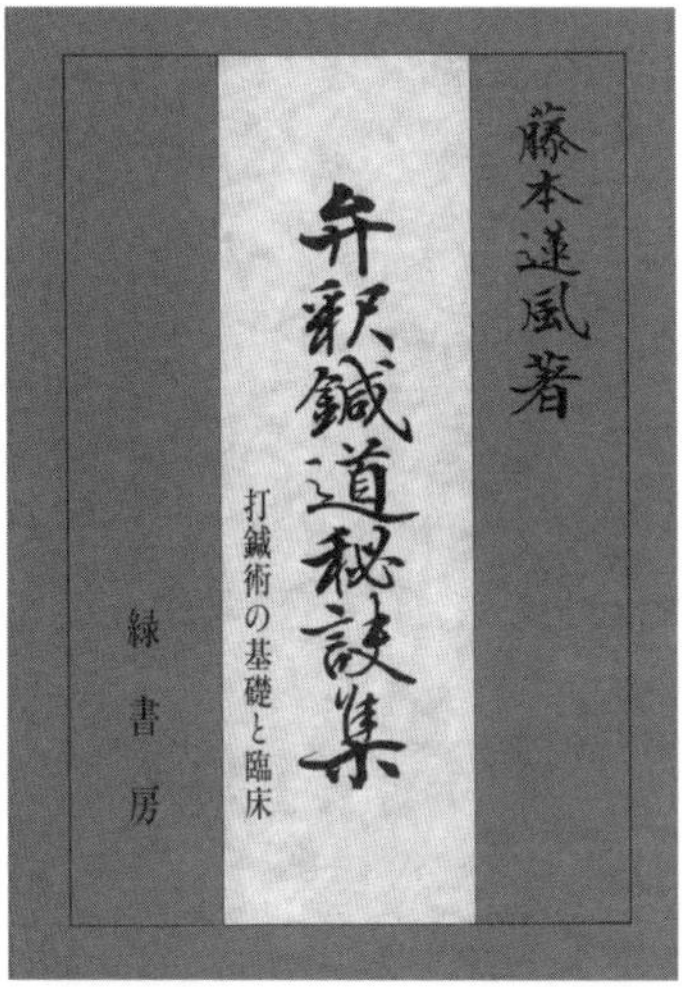

弁釈鍼道秘訣集
打鍼術の基礎と臨床

藤本蓮風 著
A5判　250頁
定価5,040円（本体4,800円＋税）
ISBN978-4-89531-813-6

夢分流打鍼術の唯一の伝書である「鍼術秘訣集」を実際の臨床と思索から発掘。原文コピーの一項目毎に解説するほか、臨床例も付記した初心者にもわかりやすい鍼灸臨床家必読の書。

針灸舌診アトラス
診断基礎と臨床の実際

藤本蓮風／平田耕一／山本哲齊 著
B5判　167頁　函入
定価13,650円（本体13,000円＋税）
ISBN4-89531-817-6

病状診断の重要な決め手となる舌診の方法を、舌色・舌質・舌苔等の見方から臨床例を取り入れての診断・治療の実際まで370枚のカラー写真と100枚を超す挿図で詳細に解説。また針治療による舌の変化も順を追ってカラーで掲載。実例を見ながら舌診法が習得でき、即臨床に活かすことができる。

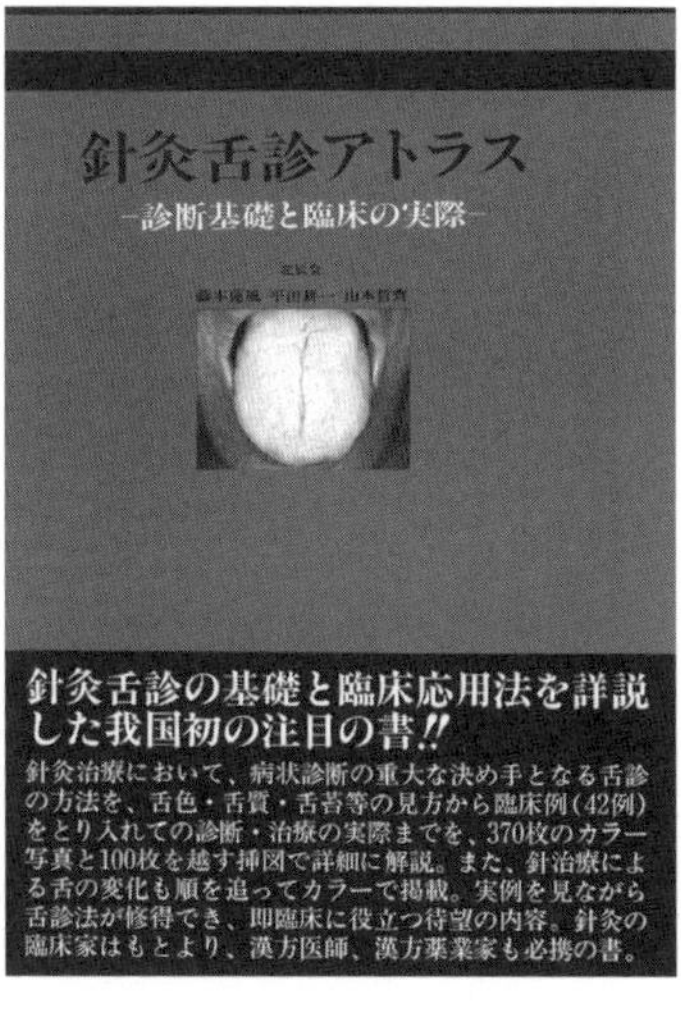

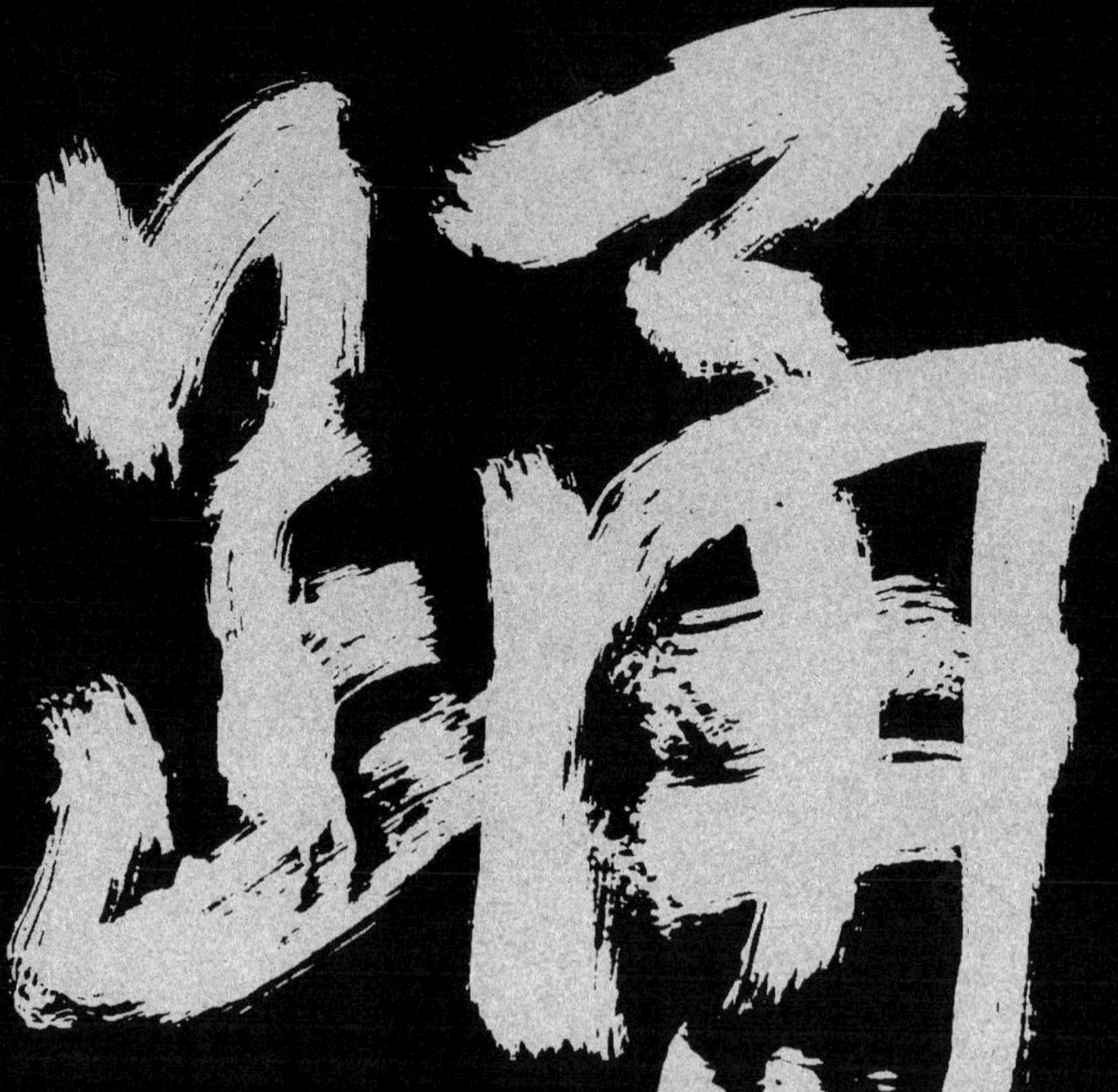

藤本蓮風 筆